運動器疾患の機能解剖学に基づく評価と解釈 下肢編

はじめに
1. 運動器機能障害を評価するとは？
2. 不安定と安定の概念

第1章　股関節障害の評価とその解釈
1. 股関節機能を考える基本
2. 股関節拘縮を評価する各種テスト
3. 股関節の安定性を評価する
4. 股関節周辺疼痛を評価する

第2章　膝関節障害の評価とその解釈
1. 変形性膝関節症の疼痛解釈
2. 膝関節靱帯損傷の評価
3. アライメント異常に起因する膝関節障害を評価する
4. 半月板に起因する膝関節障害を評価する

第3章　足関節と足部障害の評価とその解釈
1. 足関節機能を考える基本
2. 距腿関節の背屈可動域制限の解釈
3. 足関節の安定化機構
4. 足部アーチと足関節・足部周辺疼痛の解釈

参考文献
索引

運動器疾患の機能解剖学に基づく評価と解釈

下肢編

運動と医学の出版社

《監 修》林 典雄（運動器機能解剖学研究所 所長）
《執 筆》林 典雄・岸田 敏嗣

発刊に寄せて

「鍛錬」という言葉を知っていますか？
「鍛えること」、「練習すること」、「技を磨き続けること」等々、どれも間違いではありません。
では、どのくらいの期間にわたって、いつまで、鍛えて、練習して、技を磨き続けることが必要なのでしょうか？

「鍛錬」の本当の意味を知っていますか？
実はこの言葉には時間的意味合いが含まれています。「鍛」とは「1000日練習をして技を磨くこと」、すなわち約3年です。「練」とは「10000日練習をして技を磨くこと」、すなわち約30年です。たかが10年で理学療法の何が分かるというのでしょう。
33年経過したときにはじめて辿り着く、「技術者としてのプライド」を、私は持ちたいと思っています。

私は理学療法士です。医療人として勉強することは非常に大切ですし、私なりに今も続けています。では、質問です。勉強するだけで目の前の患者が治りますか。否、治すには「技」が必要です。そして、その「技」の習得には反復練習が必要で、習得に要する時間も人によって違います。ただ確実に言えることは、習得した技術はすべて自分の財産になるということです。

では、もう一つ質問です。同じ「技」で次の患者を治せますか。否、病態が異なれば違った「技」が必要となります。治療する関節が変われば適応となる「技」も変わるはずです。つまり、理学療法士として、ある程度の結果をコンスタントに提供できるようになるためには、普通に「鍛錬（33年）」が必要ということです。そして私も、あと2年で「鍛錬」が終わる歳になってきました。

様々な会場で講演させていただく折に、「こんな患者がいるのですが、どうやったら良くなりますか？」という質問に来られる方が多くいます。患者を治したい一心で

質問に来られているとは思うのですが、私は魔法使いではありませんから、杖を振っただけで症状を取り除くことはできません。大切なのは、「どう治すかの前に、どこを治すのか」を、はっきりさせることが必要です。この過程がいわゆる評価であり、「適応を判断すること」、「病態を判断すること」を意味しています。

病態が決まれば、適応となる「技」は必然的に決まります。したがって、病態を判断するための検査技術、触診技術は絶対に不可欠で、ここにも「技」が必要となります。そして、「評価のための技」では、その裏付けとなる機能解剖学を理解し実施することが極めて大切です。このことが、正しい検査結果を出す第一歩であり、それら所見の組み合わせが「病態評価」につながります。

本書は、運動器障害を扱う上で必要な検査技術について、それら技術の背景となっている機能解剖学との関連を解説したものです。所々に私オリジナルの工夫を交えながら、臨床で観察される症状を機能解剖学で斬っていきます。初めて運動器疾患について学ぶ学生をはじめ、もう一度運動器疾患について見直したいと考える若いセラピストを対象に記述していますので、肩の力を抜いて、授業を聞くつもりで読んでいただければと思います。また、書籍内にちりばめられたイラストは、斬新かつインパクトがあり、「リアルさよりわかりやすさ」、「イメージしやすさ」を優先しています。それでいて、ふっと笑える画風をお願いしましたので、こちらもあわせてお楽しみください。本書を読み終わった後に、「運動器疾患っておもしろいな！」、「運動器疾患をさらに深く学びたいな！」と感じていただければ、この上ない喜びです。そして、そう思った学生、セラピストは、今すぐ専門書を開いて勉強してください。

本書は、「触診技術の動画アプリ」（メジカルビュー社）、「筋肉の超音波画像描出技術」（ジャパンライム社）に続く、運動器機能解剖学研究所としての情報発信第3弾に当たります。出版するにあたりご尽力いただいた株式会社運動と医学の出版社の関係各位、また本書をより良いものにするために屈託のない意見をいただいたコンディション・ラボ所長の園部俊晴氏、ツイート原稿を担当していただいた同僚の岸田敏嗣氏に感謝申し上げます。そして何より、本書の売りはイラストです。斬新かつ緻密な、それでいてユーモラスなイラストを作成していただいた、私の母校（国立療

養所東名古屋病院附属リハビリテーション学院）の後輩である村山泰規氏には、甚大なる感謝を申し上げます。

最後になりますが、大学教授を辞め運動器機能解剖学研究所を作りたいという私のわがままを、「10年くらいすると、いつも次のことが浮かんでくるよね！」と、いつもの笑顔で簡単に了解してくれた最愛なる妻、由美子の度量と寛容さに心から感謝します。

2017年吉日
運動器機能解剖学研究所 所長　林 典雄

本書の特徴と使い方

■ 余白について

本書では、本文横に余白枠を設けています。この余白枠をメモや付箋のためのスペースとして利用するなど、読者に適した使用方法で使って頂きたいと考えています。さらに、林典雄先生、岸田敏嗣先生のアバター（似顔絵）入りで重要箇所や豆知識を紹介しています。理解を深めるのにお役立てください。

重要な図・文
わかりやすいように、太字やイラストを使って強調しています。

ツイート
本文中の用語にまつわる豆知識をつぶやいています。

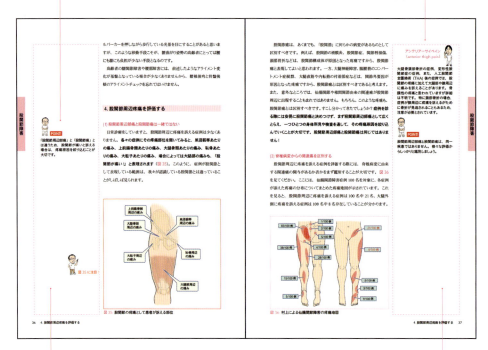

余白枠
余白部分はメモ、付箋を貼るスペース等、読者ごとの使用方法でご利用ください。

目　次

発刊に寄せて

本書の特徴と使い方

はじめに

1. 運動器機能障害を評価するとは？ —————————————————————— 2
2. 不安定と安定の概念 ——————————————————————————— 3

第 1 章　股関節障害の評価とその解釈

1. 股関節機能を考える基本 ————————————————————————— 8
   (1) 股関節を構成する骨の特徴 …………………………………………………… 8
   (2) 大腿骨近位部の骨梁と体重負荷との関係 …………………………………… 10
   (3) 大腿骨近位部の骨梁から骨粗鬆症を評価する ……………………………… 12
   (4) 股関節臼蓋の X 線画像による被覆度評価 …………………………………… 13
   (5) 立位姿勢と骨頭被覆との関係 ………………………………………………… 15
   (6) 股関節の本当の屈曲可動域は？ ……………………………………………… 17
2. 股関節拘縮を評価する各種テスト ————————————————————— 18
   (1) 腸腰筋の拘縮を評価する ……………………………………………………… 18
   (2) 大腿筋膜張筋の拘縮を評価する ……………………………………………… 21
   (3) 大腿直筋の拘縮を評価する …………………………………………………… 23
3. 股関節の安定性を評価する ———————————————————————— 26
   (1) 股関節外転筋（中殿筋・小殿筋）による側方安定性を評価する ………… 26
   (2) 股関節内転制限が原因となるデュシャンヌ様歩行 ………………………… 29
   (3) 大腿骨頚部の形態が側方安定性に及ぼす影響 ……………………………… 31
   (4) 股関節伸展筋（大殿筋）による前後方向の安定性を評価する …………… 32
   (5) 老化にともなう姿勢変化と前後方向の安定性について …………………… 34
4. 股関節周辺疼痛を評価する ———————————————————————— 36
   (1) 股関節周辺部痛と股関節痛は一緒ではない ………………………………… 36
   (2) 脊椎病変からの関連痛を区別する …………………………………………… 37

(3) 筋肉由来の疼痛を評価する ……………………………………………………… 40
　　(4) 絞扼神経障害由来の疼痛を評価する …………………………………………… 47

第2章　膝関節障害の評価とその解釈

1. 変形性膝関節症の疼痛解釈 ── 58
　　(1) 変形性膝関節症患者の疼痛はみんな同じ？ …………………………………… 58
　　(2) 変形性膝関節症を診る際のX線画像評価 ……………………………………… 59
　　(3) 膝関節の腫脹を徒手で評価する ………………………………………………… 63
　　(4) 膝関節の腫脹を超音波で評価する ……………………………………………… 64
　　(5) 内側半月板の亜脱臼障害に起因する疼痛を評価する ………………………… 65
　　(6) 膝蓋下脂肪体に起因する疼痛を評価する ……………………………………… 67

2. 膝関節靱帯損傷の評価 ── 73
　　(1) 大腿脛骨関節における転がり滑り運動 ………………………………………… 73
　　(2) スクリューホームムーブメントについて ……………………………………… 75
　　(3) 膝関節を構成する靱帯の機能 …………………………………………………… 77
　　(4) 下腿回旋不安定性に対する制御機構 …………………………………………… 79
　　(5) 前十字靱帯の安定性を診る徒手検査 …………………………………………… 80
　　(6) 後十字靱帯の安定性を診る徒手検査 …………………………………………… 82
　　(7) 外側・内側側副靱帯の安定性を診る徒手検査 ………………………………… 84

3. アライメント異常に起因する膝関節障害を評価する ── 85
　　(1) スクインティングパテラについて ……………………………………………… 85
　　(2) 膝蓋骨の不安定性とQ角の関係 ………………………………………………… 86
　　(3) Knee-in・toe-outアライメントとQ角との関係 ……………………………… 88
　　(4) Knee-in・toe-outアライメントと鵞足炎との関係 …………………………… 90
　　(5) Knee-out・toe-inアライメントと腸脛靱帯炎との関係 ……………………… 92
　　(6) スクワッティングテストを用いた障害の鑑別 ………………………………… 94

4. 半月板に起因する膝関節障害を評価する ── 95
　　(1) 膝関節運動に伴う半月板の移動 ………………………………………………… 95
　　(2) 半月板機能を理解する上で知っておくべき基礎知識 ………………………… 97
　　(3) 半月板が前方へ移動するメカニズム …………………………………………… 98
　　(4) 半月板が後方へ移動するメカニズム …………………………………………… 99

(5) 半月板損傷を調べる徒手検査 ……………………………………………… 101

第3章　足関節と足部障害の評価とその解釈

1. 足関節機能を考える基本 ────────────────────────── 104
　　(1) 足部を構成する骨とその配列 …………………………………………… 104
　　(2) 足部の分類 ………………………………………………………………… 105
　　(3) 距腿関節の機能 …………………………………………………………… 107
　　(4) 距腿関節の安定性は ankle ring で考える …………………………… 108
　　(5) 距骨下関節の運動軸と運動 ……………………………………………… 109
2. 距腿関節の背屈可動域制限の解釈 ────────────────── 111
　　(1) 後足部を構成する関節障害 ……………………………………………… 111
　　(2) 距腿関節の背屈制限を「骨」から考える ……………………………… 113
　　(3) 距腿関節の背屈制限を「筋肉」から考える …………………………… 114
　　(4) 長母趾屈筋の障害を大まかに評価する ………………………………… 117
　　(5) 長母趾屈筋の障害を細かく評価する …………………………………… 119
3. 足関節の安定化機構 ────────────────────────── 121
　　(1) 外側側副靱帯の機能解剖 ………………………………………………… 121
　　(2) 内側側副靱帯の機能解剖 ………………………………………………… 123
　　(3) 外側側副靱帯損傷に対する徒手検査法 ………………………………… 124
4. 足部アーチと足関節・足部周辺疼痛の解釈 ────────────── 126
　　(1) 荷重に伴う足部の機能的変形 …………………………………………… 126
　　(2) 後足部の安定性を評価する ……………………………………………… 128
　　(3) 後足部の不安定性と疾患との関係 ……………………………………… 129
　　(4) 後足部の回内不安定性と後脛骨筋腱炎 ………………………………… 130
　　(5) 後足部の回外不安定性と腓骨筋腱炎 …………………………………… 131

参考文献 ─────────────────────────────────── 134

索　引 ─────────────────────────────────── 138

はじめに

はじめに

1. 運動器機能障害を評価するとは？

　整形外科は、「四肢ならびに脊椎に関わる疾病・奇形・外傷」を治療対象とします。その治療は、観血的治療（手術による治療）と保存的治療（手術によらない治療）とに大きく分けて行われています。観血的治療が行われた場合には、手術の効果を最大限に発揮するために運動療法が必要となります。また、保存的治療が選択された場合には、その選択肢として、薬物療法、注射療法（ブロック療法）、装具療法とともに、運動療法が多くの症例で適応となります。つまり、我々セラピストの技術が反映される運動療法は、整形外科領域の中で極めて重要な立場にあることを認識しておきましょう（図1）。

　疾病や外傷を診断する上で、X線画像をはじめとする画像評価は重要な位置を占めています。しかし、画像上の異常所見が必ずしも症状に直結するとは限らないことを、多くの臨床家たちは知っています。臨床では、問診・視診・聴診・触診・圧痛をはじめとする身体所見を通して情報を収集します。そして、これらに加えて各種の整形外科的徒手検査を駆使しながら、画像所見と臨床症状との関連性を検討するプロセスが大切なのです[1]〜[4]。例えば、肩関節周囲炎という疾患の運動療法を行う場合には、関節可動域制限一つをとってみても、その原因とな

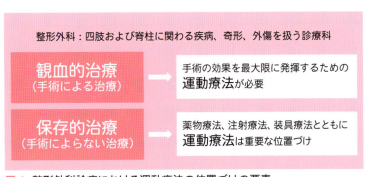

図1：整形外科診療における運動療法の位置づけの要素

る組織は様々であるばかりか、疼痛自体が可動域を制限することもあります。関節周辺に生じる疼痛の出処は決して一つではありません。そのため、運動器リハビリテーションの中でも、触診・視診などに加え、徒手検査を含めた理学所見を丁寧に抽出し、機能障害を適切に評価することが重要となります。

　運動器機能障害の適切な評価は運動療法技術の選択と一致すべきであり、そこに、「治療の適応」を考える過程が芽生えます。そうすれば、自分の得意な技術に無理やり症例を当てはめようとするのではなく、症例の病態にあった技術を選択するようになりますから、自ずと良好な経過が得られるはずです。このように、「当たり前のことを当たり前にするセラピスト」でありたいものです。

　本書は、運動器障害を評価するための様々な徒手検査や現象について、機能解剖学的に解説を加えながら、各検査技術の根本を理解することを目的に作られています。「検査が持つ意味」を知れば、実際の検査技術も洗練されるはずです。一つひとつ、確実に学んでいきましょう。

POINT!
「治療の適応」を考える力が身につくと、症例の病態にあった技術を選択することができるようになります。

2. 不安定と安定の概念

　関節の機能を説明する際によく耳にする言葉に「不安定」と「安定」があります。一般的にこれらの言葉は、対義語として使用されます。

　「不安定」な関節とは、関節の求心性を保つことができず、運動中心すなわち"支点"にブレがある関節をいいます。関節が「不安定」になる要因として、関節の支点形成に関与する組織の破綻や器質的な緩み、拘縮、筋力の低下や収縮スピードの遅延などが挙げられます。「不安定」な関節と聞くと、いわゆる緩い関節をイメージすると思いますが、決してそれだけではありません。関節の一部分に拘縮があると、関節周囲の張力の生理的なバランスが崩れ、"支点"のブレが生じるようになります。このように、拘縮に由来する"支点"のブレが、疼痛などの症状と関係していることは非常に多いですし、運動器疾患に携わるセラピストはそのことを知っておく必要があります。このような「不安定」な関節を有する症例では、「緩い」、「グラグラする」、「ズレる」など、ネガティブな言葉を訴えます。

　一方、**「安定」した関節とは、関節本来の理想的な姿であり、関節の適正な"支点"がある状態をいいます。**組織の破綻や器質的な緩み

関節機能の考え方

関節は不安定性があると疼痛が出ます。逆に、固定されていれば痛みは出ません。正常な軌道の中で、いかに痛みなく十分な運動が出来るようにするかが非常に大切です。

POINT!
関節の「安定・不安定」の概念を理解しておきましょう。

はじめに

がなく、拘縮、筋力の低下や収縮スピードの遅延、疼痛などがありません。関節の究極の「安定」は、「固定」ということになります。関節として「動かない」わけですから、症状が出ることはありません。臨床でよく聞く関節固定術や腰椎前方固定術などは、疼痛を取り除くための究極の方法ですが、固定された関節は「一つの骨」になりますから、もはや関節ではなくなります。

「安定」した関節は適正に"支点"が維持されている状態ですから、運動をする時も、この、適正な"支点"の中で運動軌跡が形成されます。つまり、本書に出てくる「安定」した関節とは、言い換えると、「正常な軌道の運動ができる関節」ということになります。各関節には、それぞれ特徴的な軌道があります。肩関節や股関節などの球(臼)関節では、運動中の骨頭の求心性が重要ですし、膝関節に存在するスクリューホームムーブメント(screw home movement: SHM)やロールバック機構では、前十字靱帯（ACL）等の靱帯の緊張が運動の誘導に重要な役割を果たしています。また、腰椎椎間関節は回旋運動が生じない平面運動で可動しますが、その運動は、骨の形態に依存しています。**このような、「正常な軌道」で関節運動が遂行できている状態を「安定」、「正常な軌道」から逸脱した運動を「不安定」と考えてもよいかと思います。そして、この、「正常な軌道」の基本となるのが関節機能解剖学です。**

ここで、膝関節後方関節包に拘縮が存在する場合を例として、「安定」、「不安定」について考えてみます。右ページの図2を見てください。関節包は、運動最終域で緊張が高まり、それ以上の関節運動を制動します。膝関節後方関節包も同様に伸展最終域で緊張しますが、その途中の角度では運動を制限しません。つまり、後方関節包に拘縮がない場合には、膝関節伸展運動時の屈伸軸はブレることなく最終伸転が可能となります。では、後方関節包に拘縮がある場合はどうなるのでしょうか。膝関節伸展に伴い、拘縮のある関節包は伸展最終域より早く緊張が高まります。これ以上伸展運動を強要しても関節包は伸張しませんから、従来の屈伸軸は遠位後方へ変位し、いわゆるロッキング運動（rocking movement）が生じます。すると、屈伸軸より前方の関節には、強い圧縮力が作用し軟骨損傷やインピンジメントなどが原因となる疼痛が出現することになります。この、ロッキング運動を解消することが疼痛刺激を排除することになりますから、我々セラピストが行う関節包に対する可動域訓練が、疼痛から患者を解放する治療となるのです。

POINT!

関節運動を診るための全ての基本は関節機能解剖学です！

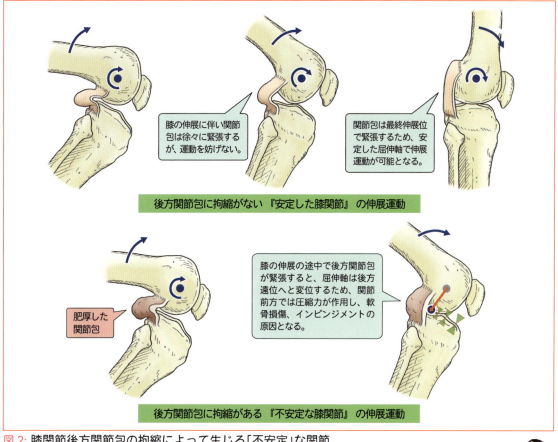

図2: 膝関節後方関節包の拘縮によって生じる「不安定」な関節

図2に注目！

　「不安定」だからといって、痛みや可動域制限が即座に出るとは限りません。人間には一定の許容範囲（ハンドルで言うところの遊び）があり、この範囲内で動いているのであれば、多少の軌道の乱れは症状として出現しません。しかし、許容範囲を超える不安定性は疼痛を引き起こします。また、許容範囲内の軌道の乱れの存在は、将来的にはなんらかの症状を出す可能性があることは確かです。その長期経過の中で、関節症変化や付着部障害、インピンジメントなどが原因となった疼痛が出現すると考えられます。

　今後の運動器障害の評価には、この、「不安定」を評価するツールとして、無侵襲で手軽に使用できる超音波エコーを用いた動態観察が注目されていくでしょう。例えば、肩関節における肩峰下インピンジメントなどを画像で評価し、「正常な軌道」に修正する運動療法を駆使することで、痛みや腱板損傷などを予防したり改善したりすることが、求められると思われます。

第1章
股関節障害の評価とその解釈

第1章
股関節障害の評価とその解釈

1. 股関節機能を考える基本

(1) 股関節を構成する骨の特徴

　股関節は、体幹の重さが最初に負荷される関節であり、その機能として支える能力、すなわち、支持性が強く求められます。その一方で、股関節は大きな可動域が必要とされます。例えば、毎日何気なく行っている靴下の着脱は、十分な屈曲可動域が必要とされる動作であり、変形性股関節症の症例が最も困難を訴える動作の一つです。また、サッカー選手などは、脚を上肢のように巧みに操作しボールコントロールしていますが、このような動きを達成するには、股関節が3軸性関節として機能する必要があります。

　股関節は、肩関節と同様にボール＆ソケット（ball & socket）構造をしています。しかし、肩関節との大きな違いとして、ソケット側の臼蓋が深く、大腿骨頭を包み込むことで、体重負荷に対する圧分散と支持性の向上に一役買っていることが挙げられます。

　では、図1をよく見てください。左には股関節を前方から、右には後方から眺めたイラストが描かれています。これらのイラストは、どちらも

図1に注目！

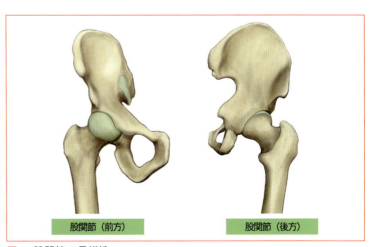

股関節（前方）　　　股関節（後方）

図1: 股関節の骨構造

人間が立位の状態で描かれているのですが、何か気になるところはありませんか？**前方からみた股関節は、大腿骨頭の軟骨が臼蓋からはみ出しており、後方からみた股関節では、骨頭は臼蓋に完全に覆われていることが分かります。**

図2を見てください。股関節を構成する臼蓋は、腸骨・坐骨・恥骨が合する形で骨頭と適合し、加えて、骨頭を包み込む深さを形成しています。臼蓋は、外下方ならびに前方に向かって開いています。これを、臼蓋の前方開角といいます。

次ページの図3を見てください。外方・下方・前方に向いている臼蓋に対して骨頭がきっちりと適合するためには、骨頭は内方・上方・後方に向かっている必要があります。内方および上方方向については、頚体角が存在していますので、関節自体は適合する方向となっているのです。しかし、臼蓋の前方開角に対しては、頚部に前捻角が存在するため、臼蓋と同様に前方に向いています。つまり、前方開角と頚部の前捻角とがあることにより、股関節伸展位では骨頭軟骨の一部がはみ出す結果となるのです。しかしながら、股関節を屈曲位にすると骨頭は臼蓋に完全に覆われ適合することから、もともと四足歩行動物であった人間が、骨盤が後傾し直立二足歩行となったことで生じた名残と考えてもよいのかもしれません。**股関節の疾患を考える上では、伸展位における両者の適合が、安定した状態では決してないことを念頭に置いておく必要があります。**

POINT!
大腿骨頭と臼蓋の形状を把握しておきましょう。

POINT!
股関節は、伸展位では骨性安定性が低い構造をしています。

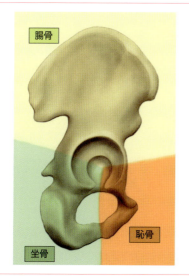

図2: 臼蓋の構成要素

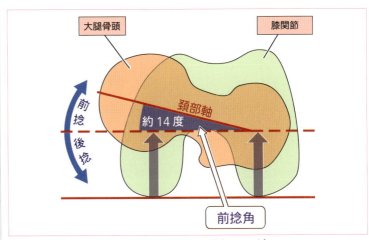

図3: 大腿骨頸部の前捻（右大腿骨を上から見たイラスト）

関節包靭帯

股関節には、前方に腸骨大腿靭帯、恥骨大腿靭帯、後方に坐骨大腿靭帯が存在します。股関節は前方被覆が少ないために、それを補強するように3本の靭帯が存在しています（図4）。3本の中でも、前方にある腸骨大腿靭帯が最も強靭とされています。これらの靭帯も肩関節と同様に、関節包が肥厚した関節包靭帯です。

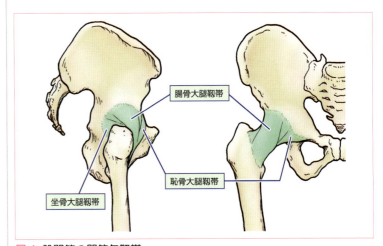

図4: 股関節の関節包靭帯

(2) 大腿骨近位部の骨梁と体重負荷との関係

　股関節は体幹の重さが最初に負荷される荷重関節ですから、「荷重」という力学的要素に対応した構造が必要です。しかしながら、大腿骨近位部の構造は、大腿骨骨幹部から頸部をわざわざ伸ばした位置に骨頭があります。そのため、立位姿勢においては骨頭を下方へ押し下げる力が常に生じており、効率よく体幹を支えているとは決して言えません。

　右ページ、図5のX線画像を見てください。この写真は一般成人の股関節を正面から撮影したもので、大腿骨近位部の骨梁（海綿骨の走行）構造を明瞭にみることができます。**これらの骨梁は、骨頭に作用する体重負荷に対応した合目的な構造になっており、主に5つの骨梁グループが存在しています。**頸部の内側から骨頭に向かって垂直に配列する骨

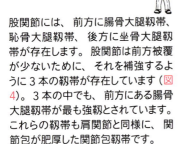

POINT!

大腿骨頸部は、体重負荷に対応した骨構造をしています。

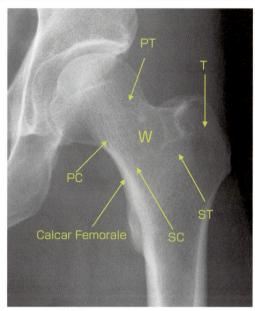

```
PC : 主圧縮骨梁群  principal compressive group
PT : 主引張骨梁群  principal tensile group
SC : 副圧縮骨梁群  secondary compressive group
ST : 副引張骨梁群  secondary tensile group
T  : 大転子骨梁群  greater trochanter group
W  : ウォード三角  Ward's triangle
Calcar Femorale   大腿骨距
```

図5: 大腿骨頚部のレントゲン写真

図5に注目！

カルカ・フェモラーレ
(Calcar Femorale)

主圧縮骨梁群（PC）が皮質骨を通り後内側の小転子を介して内側皮質骨につながる部分は、体重を支える最も重要かつ強固な部位で、カルカ・フェモラーレ（Calcar Femorale）と呼ばれています（図5参照）。大腿骨頚部骨折の際に小転子が折れている場合には荷重を遅らせることが多いですが、その理由は、同部位の整復が安定した骨性支持に直結するためと考えられているからです。

梁は、主圧縮骨梁群（principal compressive group: PC）と呼ばれます。また、大転子の上方から骨頭に向かって内側方向へと配列する骨梁は、主引張骨梁群（principal tensile group: PT）といいます。これら2つの骨梁群は「主；principal」と呼ばれるくらいですから、大変重要なものです。

次ページの図6のイラストを見てください。このイラストは、各骨梁を模式的に示しつつ、骨頭に体重が負荷された際に生じる力学的作用を表現しています。骨頭に加わった体重は、骨頭を下方へと変位させる力を生じます。この際、頚部の内側には圧縮力が生じ、頚部の外側には引き離される力が生じることが分かります。これら圧縮および引張に抵抗するための海綿骨構造が骨梁であり、その中心となるものが、前述した主圧縮骨梁群と主引張骨梁群となります。さらに、骨頭への負荷を増加させると、頚部の内側は転子部付近においては圧縮力が、外側では引張力が作用しますから、これらに対応する骨梁群が、副圧縮骨梁群（secondary compressive group: SC）と副引張骨梁群（secondary tensile group: ST）となります。これらに、中殿筋の作用に対抗する大転子骨梁群（trochanter group: T）を加えて、大腿骨近位部では5つの骨梁構造が保たれています。

股関節障害

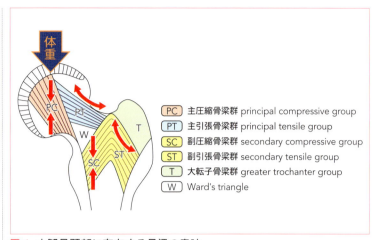

図6: 大腿骨頸部に存在する骨梁の意味

　もう一つ注目してほしい部分があります。X線画像をよく見ると、転子部から頸部へと移行する部分に、骨梁構造が疎な部分が存在します。この部分は、ウォード三角（Ward's triangle）と呼ばれています。骨梁構造が他の部分に比べ疎であるということは力学的に弱点となる部位であることを意味し、大腿骨頸部骨折との関連が指摘されています。

(3) 大腿骨近位部の骨梁から骨粗鬆症を評価する

　これまでの説明で、大腿骨近位部の骨梁が、荷重が及ぼす力学的要素に応じて構築されていることを理解できたかと思います。歩行を中心とした荷重刺激の存在が骨梁の流れを誘導するわけですから、歩行能力自体が低下しその頻度が減少してくる高齢者では、大腿骨近位部に負荷されるメカニカルストレスも少なくなってきます。もちろん、老化がもたらす骨量の低下は一定量ありますが、下肢を構成する骨にとっては、「荷重刺激」に反応する骨代謝は刺激がある限り持続しています。骨折などが原因で荷重が一定期間制限されると、一般成人でも骨萎縮が起こります。高齢者の場合、大腿骨近位部の骨梁構造は老化に伴う身体活動の低下とともに減少していきますが、重要度の少ない骨梁から順に消失していくことが分かっています。

　この現象に注目して骨粗鬆症をグレード分類したのがSingh分類（1977年）です。右ページの図7を見てください。この分類はグレードⅠからグレードⅥに分けられ、グレードⅥが正常、グレードⅠへ向かうにつれて骨粗鬆症の程度が重度化していきます。**骨梁が消失する順番は、転子部骨梁群（T）、副圧縮骨梁群（SC）、副引張骨梁群（ST）、主引張骨梁群（PT）**

POINT!
Singh分類は、大腿骨頸部骨梁の消失度合いから骨粗鬆症を評価します。

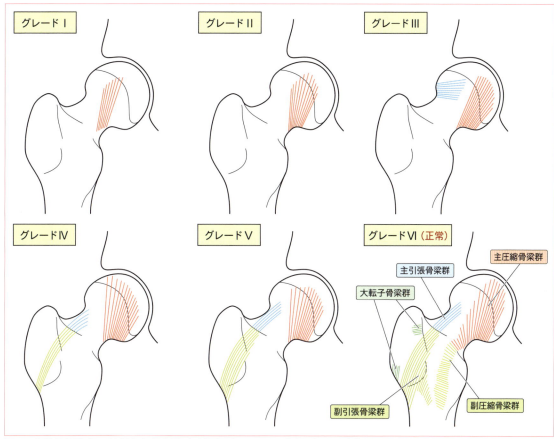

図7: 大腿骨近位部の骨梁から骨粗鬆症を評価する Singh 分類（1977 年）

とされており、最後まで骨頭を支えるように対抗する主圧縮骨梁群（PC）が残存すると言われています。このような骨梁の消失は歩行機能と生体反応とが関連した結果であり、あらためて人間の奥深さが窺われます。

このように、骨梁が徐々に消失していくとともに大腿骨近位部の骨自体の弾性は低下しますから、転倒に伴う大腿骨頚部骨折や転子部骨折の頻度が、二次関数的に増加していくことになるのです。

(4) 股関節臼蓋のX線画像による被覆度評価

股関節が荷重関節である以上、骨頭軟骨を被覆する面積が広ければ広いほど単位面積あたりの圧力は小さくなりますから、股関節を構成する軟骨は長持ちすることになります。**骨頭被覆が構造的に少なくなる病態として、臼蓋の深さが浅い臼蓋形成不全があります。本邦における変形性股関節症の原因の多くは、この、臼蓋形成不全を基礎とした二次性股関節症です。**したがって、変形性股関節症に対する病態評価の重要な

骨粗鬆症

骨粗鬆症は加齢とともに進行し、特に女性に多いです。骨形成は、カルシウムを摂取すれば維持できるというものではありません。カルシウムとビタミンDと紫外線が揃って初めて骨形成が行われます。もちろん、適度な荷重刺激は必要ですが、運動のみではなく栄養といった側面からもサポートする必要があることを理解しておきましょう。

POINT!

臼蓋形成不全は変形性股関節症の原因のひとつです。

要素として、骨頭被覆度に関する情報が非常に大切となります。変形性股関節症に対して行われる様々な骨切り術は、骨頭被覆度をいかに改善するかが手術のポイントとなります。

　図8を見てください。左は正常な股関節、右は変形性股関節症のX線画像を提示しています。骨頭被覆度の評価はX線画像を用いて行われますから、2つのX線画像を実際に比較しながら勉強してみましょう。X線画像を用いた評価は、様々な報告がありますが、臨床の中でよく利用されているのは、CE（center-edge）角とSharp角です。

CE角は、骨頭中心と臼蓋外側端とを結んだ線と骨頭中心を通る垂線とのなす角度で示されます。正常な股関節のCE角は25度以上とされています。臼蓋形成不全がありますと、臼蓋外側端の位置が内側に寄ってきますから、その角度は小さくなります。図8のX線画像を利用してCE角を計測してみると（図中赤罫線）、正常な股関節は約30度ですが、変形性股関節症のX線画像では、骨棘の分を除いて線を引きますと、CE角は0度という結果になります。

Sharp角は骨盤の涙痕下端と臼蓋外側端とを結んだ線と、涙痕下端を通過する水平線とのなす角度で示されます。正常な股関節のSharp角は40度以下とされています。臼蓋形成不全がありますと臼蓋外側端の位置が上方に寄りますから、その角度は大きくなります。図8のX線画像を利用してSharp角を計測してみると（図中青罫線）、左の正常な股関節は約35度ですが、右の変形性股関節症のX線画像では60度

POINT!

正常な股関節のCE角は25度以上です。臼蓋形成不全があるとCE角は小さくなります。

POINT!

正常な股関節のSharp角は40度以下です。臼蓋形成不全があるとSharp角は大きくなります。

X線撮影

一般的に、股関節のX線写真は臥位で撮影されます。CE角とSharp角は、骨盤の前後傾の度合いによって変化することが分かっています。計測数値だけではなく、骨盤の傾斜を考慮した数値の変化や比較が重要です。臥位で撮影されたとしても、その肢位によって変化が生じますから、撮影肢位は通常と違っていたのか否かを確認することが必要です。

図8に注目！

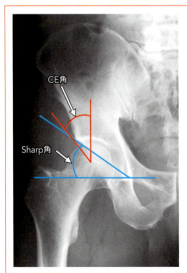
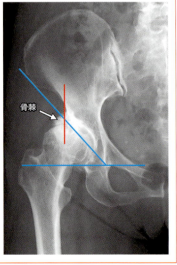

図8: 股関節臼蓋の被覆度評価（左：正常　右：変形性股関節症）

という結果になります。

　股関節伸展位の股関節は、臼蓋の前方開角と大腿骨頚部の前捻角との関係から、骨性安定性が低いことを先に述べました。骨性の安定性が強く求められる股関節では、X線画像を用いた被覆度評価を通して、骨頭の安定性に関する情報を必ず得ておくことが大切です。

(5) 立位姿勢と骨頭被覆との関係

　股関節の安定性を左右するのが、骨頭に対する臼蓋被覆の程度であることは先に述べました。**我々の股関節は、もともと、股関節伸展位では骨頭の前方被覆が乏しく、屈曲位では十分に被覆されています。これを立位姿勢に当てはめてみると、その被覆度を左右するのは骨盤の前傾・後傾の程度であることが分かります。**

　図9を見てください。このイラストは、立位姿勢における骨頭被覆の状態を矢状面で見たものです。骨盤前傾位のイラストを見てください。骨盤の前傾により、腰椎は過前弯を呈します。この姿勢は、腰椎の伸展が疼痛の原因となる椎間関節性腰痛や仙腸関節性腰痛の症例にとっては疼痛が誘発される姿勢であり、治療として前弯軽減のための運動療法や姿勢指導が必要となります。しかしながら、臼蓋形成不全に起因する変形性股関節症の症例では骨頭被覆度を増加させる肢位であり、股関節痛を回避する肢位でもあることも併せて理解しておいてください。

　これに対して、骨盤後傾位のイラストを見ると、その姿勢はいわゆる高齢者特有の姿勢であることが分かります。骨盤の後傾は、加齢変化に伴う腰椎前弯角度の減少に起因する二次的変化と考えられていますが、

POINT!
股関節の安定性は骨盤の前傾・後傾と関連しています。

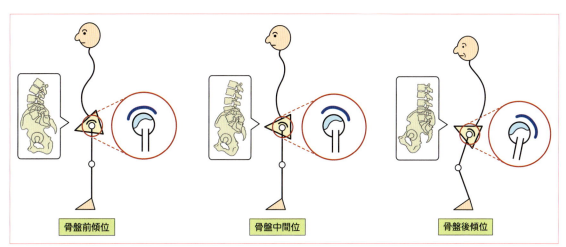

図9: 立位姿勢と骨頭被覆との関係

POINT!

高齢者に多く見られる骨盤後傾位では、股関節の前方不安定性が増加します。

股関節にとっては、骨頭の前方被覆がさらに減少するため、股関節の前方不安定性が増加します。骨盤後傾に伴う骨頭被覆の減少は、機能的に臼蓋形成不全と同じ状況になりますので、変形性股関節症としての股関節痛が発生することになります。CE角やSharp角がもともと正常範囲内であった方の、このような腰椎後弯化に伴う臼蓋被覆の減少が起因となった変形性股関節症は、一次性股関節症（急性破壊型股関節症）と呼ばれています。

このような一次性股関節症を裏付ける報告として、帖佐ら[9]による腰椎前弯角と仙骨傾斜角とを年代別に検討した研究があります。図10は腰椎前弯角の推移、図11は仙骨傾斜角の推移を示しています。年齢とともに腰椎前弯角や仙骨傾斜角は双方とも減少しますが、一次性股関節症（primary OA）の女性では、同年齢の女性に比べ極端に腰椎後弯化

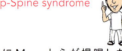

Hip-Spine syndrome

1983年にMacnabらが提唱した概念で、股関節の可動域制限の存在が骨盤を介して脊柱のアライメント（alignment）を崩すため腰痛症状を出すというものです。股関節と骨盤、脊柱は必ずセットで評価していく必要があることを覚えておきましょう。

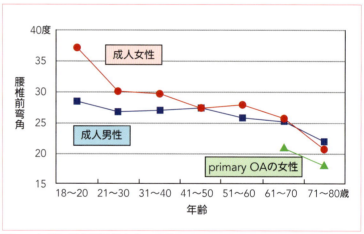

図10: 加齢に伴う腰椎前弯角の変化

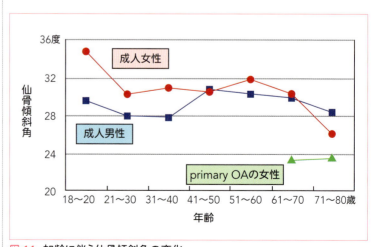

図11: 加齢に伴う仙骨傾斜角の変化

が進行しているのが分かります。このように、立位姿勢と骨頭被覆との密接な関係は、股関節機能障害を検討する上で重要な理論となりますので、しっかりと理解しておきましょう。

(6) 股関節の本当の屈曲可動域は？

「股関節の屈曲角度は何度ですか？」この問いに対して答えられない理学療法士はいないでしょう。日本整形外科学会が定めた基準によると、股関節の屈曲角度は125度とされています。その測定方法は、図12に示すように行われてい

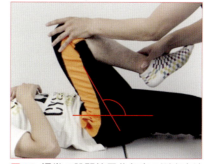

図12: 通常の股関節屈曲角度の測定方法

ます。私たちはこの屈曲角度を何の疑いもなく記憶していますが、我々の股関節は本当にこんなにも屈曲できるものでしょうか？

股関節の運動は、臼蓋と骨頭との間で生じる運動であり、本来は骨盤と大腿骨との間の角度を計測するべきです。図13を見てください。骨盤を固定した状態で大腿骨を矢状面上で屈曲させると、臼蓋の前縁と大腿骨頸部は約90度前後で必ず衝突（インピンジメント）します。したがって、この角度以上の屈曲は、股関節のみでは不可能です。臼蓋前縁の被覆が大きければ屈曲角度は減少し、被覆が小さければ屈曲角度は多少増加しますが、一般成人の屈曲角度は90～100度程度と考えてよいと思います。では、参考可動域に示されている125度という屈曲角度は、何を意味しているのでしょうか。

骨盤に対する大腿骨の運動が90度程度しかないのであれば、これ以上の角度には股関節以外の動きが関与している

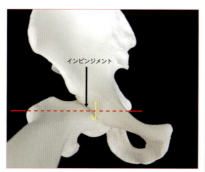

図13: 股関節屈曲に伴う臼蓋と頸部の衝突

と推測できます。それはもちろん骨盤の後傾運動ですが、骨盤が後傾できるためには腰椎が十分に後弯化する必要があります。つまり、参考可動域で示されている屈曲可動域は、腰椎・骨盤を含めた股関節複合体としての可動域を計測していると捉えることが必要です。

POINT!

股関節の屈曲角度は125度と言われていますが、これは腰椎・骨盤を含めた股関節複合体としての可動域であり、股関節固有の可動域ではないことに注意しましょう。

股関節固有の可動域

吉尾ら[15]は、新鮮遺体での計測にて、股関節固有の可動域を平均93度と報告しました。一般に理解されている股関節屈曲角度は平均125度程度とされています。この可動域の差は、股関節固有の屈曲角度に加えて、両側の仙腸関節、反対側の股関節伸展、仙骨の後傾と腰椎の後弯が関与した可動域と考えるべきです。臨床では「股関節複合体」として股関節屈曲可動域を考察することが必要です。

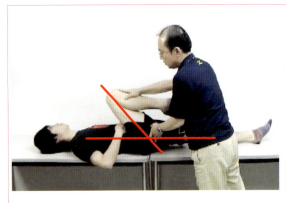
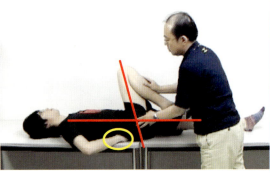

股関節複合体としての屈曲可動域　　　　　　股関節固有の屈曲可動域

図 14: 股関節固有の屈曲角の計測

理学療法士が計測する股関節屈曲可動域は、股関節複合体としての屈曲可動域と、股関節固有の屈曲可動域とを区別して評価する必要があります。では、股関節の屈曲可動域を、再現性をもって計測するためにはどうすればいいでしょうか。

図 14 を見てください。左の写真は、股関節複合体としての屈曲可動域を示しています。正常な股関節では、背臥位姿勢をとった際に、腰椎には手のひら１つ分の前弯が存在します。この、前弯の消失が、骨盤の後傾を許容します。**そのため、股関節屈曲の際に、この図の右の写真のように、腰椎の前弯が消失しないように、被検者の手部をあらかじめ腰部に挿入しておきます。股関節屈曲に伴い骨盤は腰椎の後弯とともに後傾しますが、被検者の手部が後弯化を止めますから、この時に実際に計測できる屈曲域は 90 度〜 100 度の範囲に収まるはずです。こうすることで、股関節固有の屈曲可動域を測定することができるわけです。**

股関節周辺骨折や人工股関節置換術後の経過を検討する際には、このような工夫をルーティン化しておくと、再現性のある可動域を計測することができます。そして股関節複合体としての可動域と比較することで、股関節機能の問題点を抽出する材料になるはずです。

POINT!

腰椎の後弯化を止めておくことにより、股関節固有の屈曲可動域を計測することができます。

2. 股関節拘縮を評価する各種テスト

(1) 腸腰筋の拘縮を評価する

腸腰筋は、腸骨筋と大腰筋とで構成されています。腸骨筋の起始は腸

骨窩、大腰筋の起始はT12～L5の各椎体と腰椎肋骨突起にあり、両者の停止は小転子です。腸腰筋の作用は、体幹・骨盤が固定された際に生じる運動と、大腿が固定された際に生じる運動とを区別して考えます。

　図15を見てください。体幹・骨盤が固定された状態で腸腰筋が作用した場合には、その張力は①のように股関節屈曲に作用しますが、大腿が固定された状態で腸腰筋が作用した場合には、②のように腰椎の前弯強制と骨盤前傾運動とに作用することになります。したがって、**腸腰筋の拘縮を評価する場合には、拘縮に伴う伸張性の低下が、各分節にどのように作用するかを判断することが大切です。**

　次ページ、図16 上段のイラストを見てください。正常な人間がベッド上で背臥位姿勢をとったときには、腰椎には手のひら1つ分が入る程度の前弯が維持されています。ここで、非検査側の股関節を他動的に屈曲すると、屈曲とともに骨盤は後傾し、併せて腰椎の前弯が消失します。骨盤が後傾した分はそのまま股関節伸展強制を行ったことと一緒ですが、正常な腸腰筋では骨盤後傾に伴う十分な伸張性が維持されていますから、検査側の大腿が床から持ち上がってきません。次に、図16 下段のイラストを見てください。検査側の腸腰筋に拘縮があった場合には、骨盤の後傾に伴い伸張性の不足分だけ大腿が持ち上がり、一定の屈曲角度が生じることになります。この屈曲角度が、腸腰筋の拘縮程度を表しています。このテストをトーマステスト（Thomas test）と呼んでいます。

POINT!

腸腰筋は、骨盤・腰椎を固定すると股関節屈曲に、大腿骨を固定すると腰椎前弯および骨盤前傾に作用します。

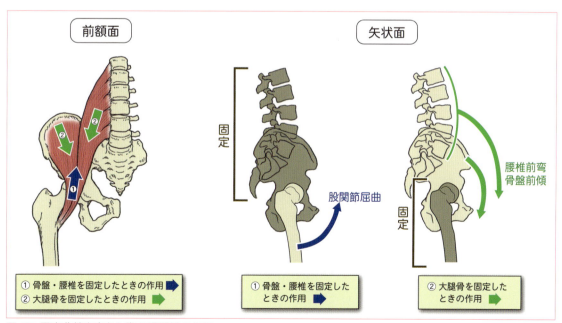

図15: 固定分節を変えた際の腸腰筋の作用

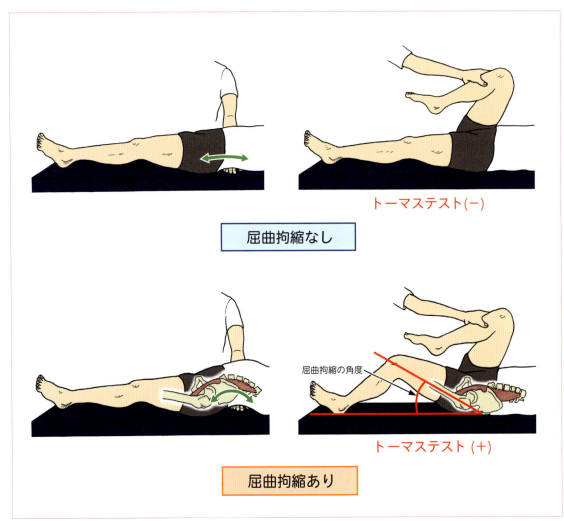

図16: 腸腰筋の拘縮を診る基本的な検査法

　次に、図16下段右側のイラストを見てください。腸腰筋の拘縮がある症例を評価する場合には、背臥位で寝ているときの姿勢にも注意が必要です。また、症例が背臥位姿勢をとった際、腰椎前弯の程度を評価することが必要です。腸腰筋に拘縮が存在している症例では、背臥位で下肢を伸ばしたくても、腸腰筋自体に伸展位をとるだけの伸張性がありません。無理に下肢を伸ばそうとすると、腸腰筋は大腿に強く引っ張られることになりますから、骨盤の前傾強制とともに腰椎の過度な前弯が強要されます。このような場合には、通常は手のひら1つ分が入る程度の腰椎前弯が、さらに大きな間隙となることが理解できます。トーマステストに伴う股関節の屈曲現象も、背臥位姿勢での過度な腰椎前弯も、結局は同じことを意味していますので、それぞれの現象を機能解剖学的に解説で

きるようにしておいてください。

最後に、図17に腰筋の拘縮がある症例の典型的な立位姿勢を示します。程度の差はありますが、股関節伸展制限の影響で、体幹は前方に変位しつつも、腰椎は過度に前弯し、膝関節も軽度屈曲位を呈しています。**いわゆる「出っ尻姿勢」ですが、このような姿勢をした症例を診たときは、「腸腰筋の拘縮」を頭に浮かべてください。**

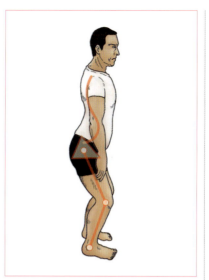

図17: 腸腰筋に拘縮がある症例の典型的な立位姿勢

腸腰筋

腸腰筋は股関節の屈曲・外旋筋です。この作用を理解するには、腸腰筋の停止が小転子に付着していることが重要となります。骨格標本で確認すると、小転子が筋の起始部方向に近づくように動かすと、頚体角・前捻角の存在によりその軌跡には屈曲・外旋に外転が加わり、いわゆる開排運動になります。腸腰筋の運動においては、小転子との位置関係を常にイメージできるようにしておきましょう。

POINT!
腸腰筋に拘縮がある場合の典型的な立位姿勢を覚えておきましょう。

(2) 大腿筋膜張筋の拘縮を評価する

次に、股関節の外側面にある、大腿筋膜張筋の拘縮について説明しましょう。次ページ、図18の左のイラストを見てください。このイラストは、腸脛靭帯の拘縮を判別するテストとして有名な、オベールテスト（Ober test）を示しています。オベールテストは、患者を側臥位とし、上方脚の膝を90度屈曲位のまま股関節を伸展位に保持します。その後、股関節の内転を他動的に行い、膝の内側がベッドに接地しなければ「腸脛靭帯の拘縮あり」と判断するテストです。ここで注意しなければいけないことがあります。**オベールテストは腸脛靭帯の拘縮を診るテストとして知られていますが、そもそも腸脛靭帯には筋肉のような伸縮性はありません。腸脛靭帯はいわゆるバンド（band）ですから、このテストが意味しているのは、膝屈曲90度で、股関節伸展内転で突っ張る組織、すなわち大腿筋膜張筋の拘縮を診ているということになります。**大腿筋膜張筋は文字通り、「大腿筋膜を張らせる筋」なのです。

ここで、大腿筋膜張筋の解剖学をおさらいします。大腿筋膜張筋は上前腸骨棘に起始し、外側後方へと走行し腸脛靭帯へと移行します。腸脛靭帯は、大腿外側を遠位へ走行し、脛骨粗面外側のガーディー（Gerdy）結節に停止します。大腿筋膜張筋の作用も腸腰筋と同様に、体幹が固定された際に生じる運動と大腿が固定された際に生じる運動とが異なります。図18右のイラストを見てください。体幹骨盤が固定された状態で

POINT!
オベールテスト（Ober test）は大腿筋膜張筋の拘縮を診るテストです。

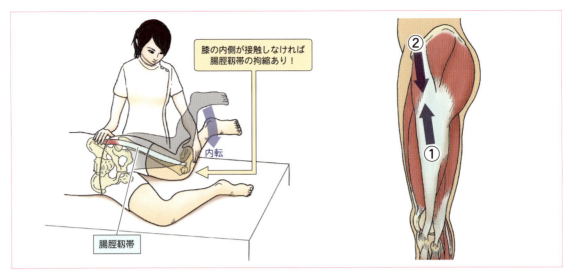

図18: オベールテスト（Ober test）と大腿筋膜張筋の関係

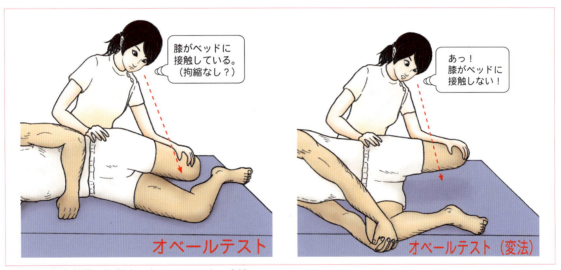

図19: 骨盤後傾位で評価するオベールテストの変法

　大腿筋膜張筋が作用した場合、その張力は①のように股関節屈曲に関わりますが、大腿が固定された状態では、②のように骨盤前傾運動が生じることになります。オベールテストは大腿筋膜張筋の拘縮程度を評価するわけですから、骨盤が前傾位で行った場合（股関節屈曲位）と後傾位で行った場合（股関節伸展位）とでは結果が異なることがあります。

　図19を見てください。左は従来のオベールテスト、右は骨盤の前傾を抑止した状態で行うオベールテスト変法です。従来のオベールテストでは、一見すると大腿筋膜張筋の拘縮は無いように判断されますが、下方の股関節を屈曲位で固定し骨盤の前傾を抑止して行うと、膝がベッド

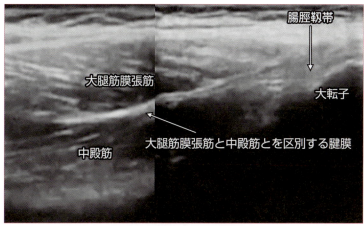

図 20: 大腿筋膜張筋と中殿筋と腸脛靭帯との関係

大腿筋膜張筋と中殿筋

腸脛靭帯は大殿筋と大腿筋膜張筋に起始しますが、これらには腸脛靭帯の表層線維が連結しています。図 20 の超音波画像を観察すると、腸脛靭帯の深層線維は大腿筋膜張筋と中殿筋の間の腱膜へ連なっていることがわかります。大腿筋膜張筋と中殿筋は、この腱膜に対してあたかも一つの羽状筋のように付着し、両筋が共同して腸脛靭帯の緊張に関わることが示唆されています。臨床では、この様な隣接組織との解剖学的関係を考察することが、的確な評価につながります。

POINT!

オベールテスト（Ober test）変法は骨盤の前傾を抑止して行います。

に全く接触しないことが分かります。つまり、**骨盤のちょっとした前傾により、オベールテストの結果は変わることを意味しています**。このような症例は意外に多く、テスト自体の再現精度を得るためにも、骨盤の前傾を抑止して行うオベールテスト変法を利用することを推奨します。

(3) 大腿直筋の拘縮を評価する

次に、大腿直筋の拘縮について説明しましょう。次ページの図 21 を見てください。大腿直筋は下前腸骨棘に起始し、膝蓋骨と膝蓋靭帯を介して脛骨粗面に停止します。二関節筋ですから、股関節屈曲運動と膝関節伸展運動とに同時に作用します。一般によく知られている下肢伸展挙上運動は、大腿直筋を主に働かせる有名な運動で、筋収縮機能を把握するのによく用いられます。一方、大腿直筋の拘縮を評価する場合には、大腿直筋を効果的に伸張させるために、股関節伸展位で膝関節屈曲角度を評価する方法が用いられます。

大腿直筋の拘縮と言えば、「尻上がり現象」が有名です。この現象を理解するために、次ページの図 22 を見て下さい。この図のように、症例を腹臥位とした状態で膝関節を他動的に屈曲させます。腹臥位姿勢をとっていますので、股関節は伸展位となります。この時点で、大腿直筋はある程度伸張されていますが、その他の内側広筋や外側広筋などは二関節筋ではありませんので伸張されていません。ここから他動的に膝関節を屈曲していくと、すでに緊張が高まっている大腿直筋は、膝の屈曲に伴いさらに伸張されます。**大腿直筋の伸張が限界を超えると、それ以上の膝関節屈曲はできませんので、患者はお尻を持ち上げ、股関節を屈曲位と**

POINT!

大腿直筋に拘縮がある場合、腹臥位の股関節伸展位で膝関節を屈曲すると「尻上がり現象」がおきます。

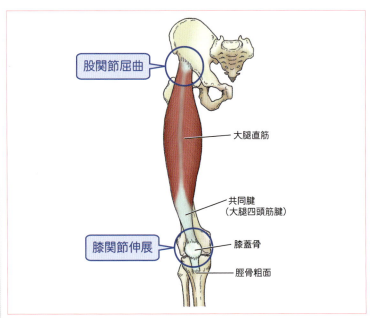

図 21: 大腿直筋の解剖

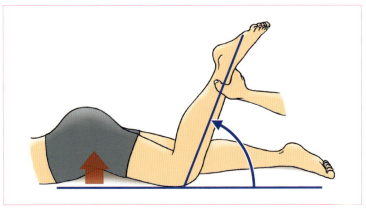

図 22: 大腿直筋の拘縮症例に診る尻上がり現象

股関節インピンジメント症候群（FAI）

股関節インピンジメント症候群（femoroacetabular impingement: FAI）で、挟み込まれる組織の一つが大腿直筋です。大腿直筋には下前腸骨棘に起始する直頭（direct head）と臼蓋前上方に起始する反回頭（reflected head）とが存在します。反回頭は関節包とも連絡しています。

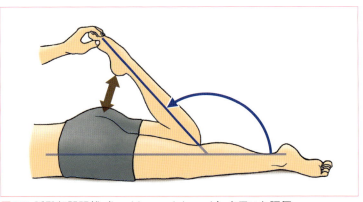

図 23: 踵殿部間距離（heel-buttock length）を用いた評価

することで、大腿直筋を緩めようとする反応が出ます。この現象を「尻上がり現象」と呼んでいます。ここで出てくる「大腿直筋」と「尻上がり現象」というキーワードは、国家試験でもよく出題されますから、しっかりと記憶しておきましょう。

　スポーツ障害などでは、大腿四頭筋の硬さと膝関節障害との関連がよく指摘され、その評価方法もいくつか提唱されています。その一つが、左ページの図23に示す踵殿部間距離（heel-buttock length）の計測です。この方法も、患者を腹臥位とし、膝関節を他動的に屈曲した状態で、踵と殿部との間の距離を実測するものです。非常に簡単かつ大腿直筋の硬さを「距離」という数字に変換できますので、一時期よく利用されていました。しかしながら、冷静に考えると、大殿筋が非常に発達したスポーツ選手などを対象とする場合、お尻自体の膨隆が大きいわけですから、踵との距離は当然短くなります。このような状況で、大腿直筋が柔らかいと判断してよいのでしょうか。また、お尻の小さな症例の場合には、膝関節の屈曲角度としてはよく曲がっているにもかかわらず踵との距離が離れているということで、「大腿直筋が硬い」と評価してよいのでしょうか。臨床では、どのような体形の症例にも適用できる、大腿直筋の拘縮評価が求められます。

　では、次ページの図24を見てください。左側のイラストは、腹臥位で膝関節を他動的に屈曲した状態を示しています。踵は殿部に接触しないものの尻上がり現象は認められませんし、大腿直筋の柔軟性は、ある程度維持されているように思われます。次は、右側のイラストのように、反対側の下肢をベッドよりおろし、股関節を屈曲した位置で固定されるようにベッドの高さを調整します。この肢位から膝関節を屈曲すると、この症例では90度しか屈曲できないことが分かります。つまり、隠れた大腿直筋の拘縮を、明瞭に、しかも角度で表示することが可能となります。最初から骨盤後傾位の肢位を決定しておけば、あとは角度の推移をみていくことで、柔軟性の程度を経時的に評価することができます。この評価方法を用いて、踵が殿部に抵抗なく接触する状態を、我々は「拘縮なし」と判断しています。つまり、大腿直筋の拘縮の存在を明確に判断できますから、拘縮の有無や程度と疼痛などの臨床症状との因果関係を、学問として考察することが可能となります。**オスグット病を対象とした筆者らの研究では、ここで紹介した大腿直筋拘縮テストの陰性化と、先に解説したオベールテスト変法の陰性化が得られると、90%を越える**

大腿直筋と大腿筋膜張筋

踵殿部間距離の計測によって拘縮を検査するテストでは、股関節外転位と内転位に分けて検査をする必要があります。外転位では大腿直筋の制限をより反映しますが、内転位では大腿筋膜張筋の制限をより反映します。検査の時には、股関節の肢位に注意してください。

POINT!

オスグット病からの復帰には、大腿直筋および大腿筋膜張筋の柔軟性の獲得が必要です。

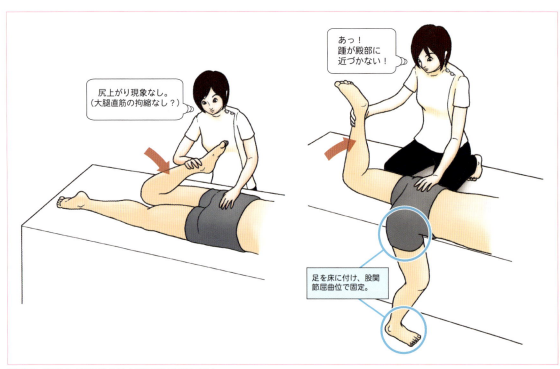

図 24: 筆者らが推奨する大腿直筋拘縮テスト

子供たちがスポーツ復帰できたという結果が得られています。臨床の中で使いやすい評価法の一つですので、是非利用してください。

3. 股関節の安定性を評価する

(1) 股関節外転筋（中殿筋・小殿筋）による側方安定性を評価する

　股関節の安定性を評価する上での簡単かつ最良の方法は、各々の症例の歩行を観察し、正常歩行と比較して、「どこが」、「どのタイミングで」、「どのように」違うのかを判断することです。私たちの歩行は、移動中に左右・前後に体がブレないように、非常にうまくコントロールされています。体のブレは歩行にとってはある意味で無駄な動きですし、"ブレ"、すなわち動揺性の大きさは、関節障害の発生と強い因果関係があります。

　では、股関節外転筋による側方安定性について解説します。右ページ図 25 左のイラストを見てください。このイラストは、正常な人が片脚立位姿勢をとった際に、どのような反応が体で起きているかを示しています。片脚支持をした場合には、支持脚の股関節を中心とした「第一の

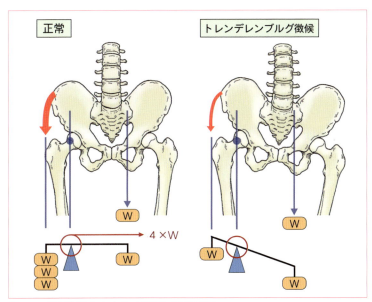

図25: 股関節側方安定性の理屈と異常所見

股関節の荷重時関節応力

関節応力は床反力と筋力の両方を合算したものになります。股関節の関節応力は、一般に、全体の2割が床反力に、残り8割は筋力に影響を受けると言われています。床反力は体重により決まりますが、筋力は状況によって変化しますし、攣縮などの過緊張があれば増加します。そのような状態は、筋肉の無駄な緊張の継続と関節痛とが悪循環に陥っていることが想像できます。

てこ」が作用します。私たちの重心は、股関節に対して一定の距離で内側に落ちますから、片脚支持となるたびに、我々の骨盤は支持脚とは反対側に下制します。この動きは股関節の内転運動と一緒ですから、股関節外転筋である中殿筋が収縮し、骨盤を引きつけるように作用します。股関節から大転子までの距離の3倍の位置に体重Wが作用した場合、骨盤の下制を抑制するのに必要な中殿筋の力は、体重の3倍（3W）必要であることが分かります。正常な股関節では、この、3Wの力を発揮することができますので、骨盤を水平位に保持することができるわけです。

次に、図25 右のイラストを見てください。このイラストは、中殿筋の筋力が低下し、骨盤を水平位に保持するべき筋力が1W分しかない状態を示しています。このような条件で**片脚支持をした場合には、中殿筋は骨盤を水平位に保持する筋力がないわけであるから、骨盤は必然的に反対側へと沈下します。この現象を、トレンデレンブルグ徴候（Trendelenburg's sign）と呼んでいます。**中殿筋機能を診る最も有名なテストですから、そのメカニズムをしっかりと説明できるようにしておきましょう。この、トレンデレンブルグ徴候が歩行中に出現した状態を、トレンデレンブルグ歩行といいます。

歩行の中で患側下肢が片脚支持しなければいけない時期は、健側の足尖離地が始まる瞬間からです。この時、患側下肢は、足底接地から

POINT!

中殿筋の機能が低いと、片脚支持位で骨盤を水平に保持できないトレンデレンブルグ徴候が現れます。

3. 股関節の安定性を評価する | 27

立脚中期へといたる時期に相当します。つまり、このタイミングで骨盤は反対側に沈下し、体幹は健側方向に大きく傾斜します。立脚期の時には健側が十分に骨盤を支えることができますから、この時に側方動揺は見られません。歩行周期との関連の中で、トレンデレンブルグ歩行が観察できるようにしておきましょう。

ところで、モンローウォークって知っていますか？ずいぶん前のアメリカの女優さんで、マリリン・モンローという方がいました。非常に色気ある演技をする方で、映画の中で腰を左右にくねらせながら歩くその姿は一世を風靡しました。この、マリリン・モンローの歩き方のことを、モンローウォークと呼んでいます。実は、この歩き方は、左右の立脚期で中殿筋が働かないようにわざとコントロールしながら、トレンデレンブルグ歩行をゆったりと繰り返すことによって行われているのです（図26）。マリリン・モンローがトレンデレンブルグ歩行を知っていたとは思えませんが、異常歩行も見せ方によっては役に立つことがあるかもしれません。

最後に、右ページの図27左のイラストを見てください。このイラストは、中殿筋の筋力が1W分しかないにもかかわらず、片脚支持時に骨盤の水平位置を保持しようとするために生じる体の反応を示したものです。前ページの図25で示したように、正常な股関節において、骨盤を水平位に保つために必要な中殿筋の筋力は3Wです。この筋力が1Wしかないわけですから、骨盤を水平位で保つことは論理的に不可能です。ここで、体幹を支持脚側へ側屈し、重心が落ちる位置を骨頭から大転子

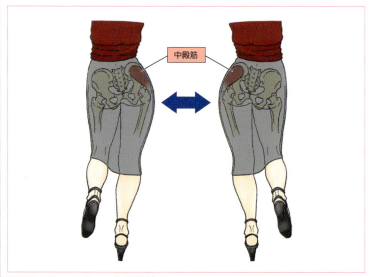

図26: モンローウォークの実態

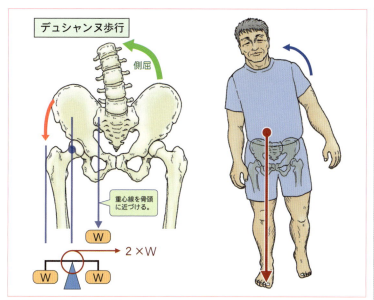

図 27: デュシャンヌ歩行

筋力低下と跛行

トレンデレンブルグ歩行やデュシャンヌ歩行が、筋力低下によって起こることに異論はありません。しかしながら、徒手筋力検査（manual muscle test: MMT）評価が5でも、このような跛行が出現することがあります。変形性股関節症の症例では、ピークトルクのタイミングが正常に比べて遅れることが指摘されています。筋力だけに目を奪われず、筋収縮と歩行周期とのタイミングにも注目して評価しましょう。

POINT!

股関節外転筋力の低下を代償するために体幹を支持側に傾斜させる（股関節外転位となる）現象がデュシャンヌ歩行です。

までの距離と同じ距離まで骨頭に近づけると、中殿筋の筋力と骨盤とが下制するトルクは互いに1Wとなりますので、骨盤は水平位がそのまま保持されることになります。すなわち、**体重支持が必要な時期において、体幹を支持脚側に傾斜させることにより、少ない筋力で股関節を支持することができます。このような歩行を、デュシャンヌ歩行と言います**。また、この時に骨頭に作用する荷重量は2Wとなり、正常な場合の半分で済むことになります。変形性股関節症のような軟骨が変性する疾患では、股関節への直接の荷重が疼痛の引き金になりますから、股関節痛を回避する目的でデュシャンヌ歩行を行っている症例もいます。筋力低下だけに目を奪われないようにしましょう。

(2) 股関節内転制限が原因となるデュシャンヌ様歩行

股関節外転筋力の低下や股関節に荷重時痛がある症例は、立脚時に体幹を立脚側へ倒すことで、筋力低下を代償したり骨頭にかかる荷重を減少させて歩行したりすることを、先に述べました。このような歩行を、一般ではデュシャンヌ歩行と呼んでいますが、中殿筋の筋力低下がなくても、また、股関節の疼痛が無くても、デュシャンヌ歩行のように立脚側へ体幹を傾けて歩行する場合があります。ここでの内容は臨床的に大変重要ですから、しっかりと理解してください。

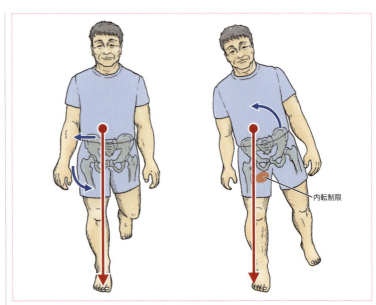

図 28: 股関節外転拘縮によるデュシャンヌ様歩行

　図 28 左のイラストを見てください。このイラストは、正常な人が片脚支持をする場面を正面から見たものです。片脚支持をその場で維持するために最も大切なことは、重心が支持脚の足部で形成される"支持基底面"内に落ちることです。この、支持基底面である足部の上に重心が乗らない限り、我々は転倒してしまいます。つまり、筋力があるか否かの前に、目の前の患者が支持脚の足部に重心を落とすことができるか否かについて検討する必要があります。もう一度、図 28 左のイラストをよく見てください。私たちが片脚支持を行うためには、骨盤を荷重とともに支持脚側へと平行移動することで、重心を足部に落とす必要があります。この時の骨盤の移動は支持脚の股関節における内転運動ですから、内転可動域に制限がある症例では片脚支持はできないことになります。このような場合に症例がどのような反応をするかと言えば、何とかして転倒しない歩き方を模索することになります。骨盤の支持脚側への移動を行わないで重心を足部に落とす代償動作、すなわち、体幹を支持脚側に傾斜させ、股関節で外転位を維持しながら歩行しようとします。この動きは中殿筋の機能不全でよくみられるデュシャンヌ歩行とはニュアンスが少し異なりますが、パッと見たレベルではほとんど見分けがつきません。**歩行時の側方動揺を呈する症例では、中殿筋の機能低下を一般的に頭に浮かべることが多いですが、筋力検査の前に股関節の内転可動域のチェックを行う癖をつけておくと、間違いを起こさないで済みます。**

POINT!

歩行時に側方動揺がある場合は、股関節の内転可動域のチェックを忘れないようにしましょう。

特に、人工股関節置換術後や人工骨頭置換術後の症例において、手術後の脱臼を予防する目的で外転枕が用いられることがありますが、この際には外転拘縮は必発しますので、十分な注意が必要です。

(3) 大腿骨頚部の形態が側方安定性に及ぼす影響

ここでは、大腿骨頚部の形態の違いが側方安定性に及ぼす影響について解説します。図29の正常股のイラストを見てください。私たちの大腿骨近位部は、約135度の頚体角をもって骨頭が位置しています。**中殿筋は大転子に付着しますので、頚体角の角度が変化するとその出力に影響が出ます。**

次に、図29の外反股のイラストを見てください。外反股とは、頚体角が増加した形態のことを言います。外反股症例の頚体角を正常股と一致させると、大腿は外転位を呈していることになります。歩行中は股関節軽度内転位で支持しますから、外反股では中殿筋が伸張され、静止張力が高まったところで骨盤を支えることになります。つまり、外反股症例の側方安定性は十分に保証されることになります。しかしながら、その角度があまりに増加すると股関節内転可動域が制限されることになり

POINT!

大転子の頚体角は、中殿筋の出力に影響します。中殿筋は側方安定性に寄与します。

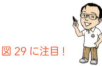

図29に注目！

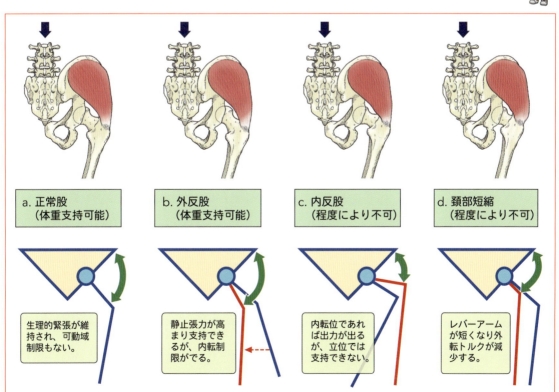

図29: 大腿骨頚部の形態が側方安定性に及ぼす影響

内転制限と脚長差

人工股関節置換術後に内転制限が残存している場合では、立位を取らせると手術側の骨盤が下肢に引っ張られて傾斜します。このことにより見かけ上の脚長差が発生し、手術側の膝を曲げて立っている症例を時折見かけます。この現象は、内転制限が改善されるとともに消失します。内転制限は歩行だけではなく立位姿勢にも影響を及ぼします。

人工股関節全置換術でのオフセット

整形外科医が人工股関節全置換術を行う時には、事前にX線画像を基に作図をします。頚部の長さを決めるには大腿骨髄腔中心線と骨頭中心との距離を計測しますが、この距離のことをオフセットと呼びます。オフセットが大きいと大転子が外方に位置しますので外転筋力が発揮されやすくなりますが、大きすぎると外転筋の緊張が高まり内転制限が発生します。ちょうどよいオフセットを設定することが、術後の機能を大きく左右することになります。整形外科医の腕の見せ所です。

ますから、その程度によっては内転制限に伴うデュシャンヌ歩行が出現することになります。

次に、図29の内反股のイラストを見てください。内反股とは、頚体角が減少した形態のことを言います。内反股症例の頚体角を正常股と一致させると、大腿は内転位を呈していることになります。このままでは立位が取れませんから、歩行中は股関節軽度外転位で支持することになります。この肢位は大転子が骨盤方向へ近づくことになりますから、中殿筋の活動張力は必然的に低下してしまいます。つまり、内反股症例の側方安定性は低下することになりますので、トレンデレンブルグ歩行やデュシャンヌ歩行が確認できるはずです。しかしながら、股関節を内転位として筋力を評価すると筋長が適度に伸ばされますから、十分な筋力が確認できます。

最後に、図29の頚部短縮のイラストを見てください。頚部短縮とは、頚体角はそのままで、頚部自体が短くなった形態のことを言います。臨床では、骨粗鬆症が進んだ転子部骨折症例にラグスクリュー (lag screw) を用いて内固定が施された症例の経過中に認めることがあります。頚部短縮は、股関節を中心とした「てこ」のレバーアームが減少した状態ですから、必然的に外転トルクは減少します。加えて、内反股にみられるような内転位での筋力改善なども確認できません。股関節の側方安定性はレバーアームの減少の程度に左右されますので、頚部が極端に短くなった場合には、トレンデレンブルグ歩行やデュシャンヌ歩行が必発します。

大腿骨頚部の形態変化を、理学療法士は治すことはできません。しかし、股関節手術前後の頚体角はX線画像で必ず確認し、適切な運動療法の実施のための重要な情報として収集しておくべきです。

(4) 股関節伸展筋（大殿筋）による前後方向の安定性を評価する

ここでは、股関節伸展筋（大殿筋）による前後方向の安定性について解説します。右ページの図30を見てください。このグラフは、大殿筋が歩行周期中のどのタイミングで活動するかを示しています。大殿筋は、踵接地した瞬間から急激に筋活動が高まる様子が読み取れます。それでは、踵接地のタイミングで大殿筋が働かなければならない理由を考えてみましょう。

右ページの図31を見てください。ヒトが踵接地した際に生じる力学的関係をイラスト化しています。歩行動作は一定の加速度を持った前方へ

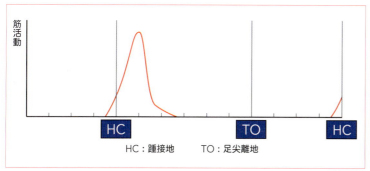

図30: 歩行における大殿筋の筋活動

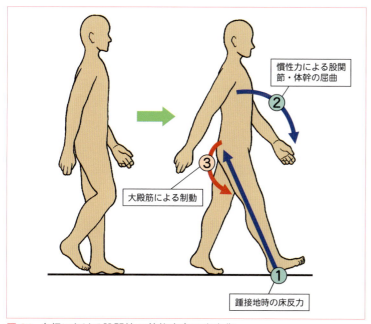

図31: 歩行における股関節の前後方向の安定化

の移動ですから、身体には、「体重×加速度」の慣性力が作用しています。踵接地のタイミングで膝関節は伸展位ですから、床反力は、脛骨、大腿骨の長軸方向へと作用します（①）。床反力は、股関節レベルで後上方へと向かいますから、慣性力が作用する骨盤ならびに体幹は、前方へ倒れこむ動きが自動的に生じることになります（②）。この瞬間、大殿筋は骨盤を大腿骨方向へと引きつけるように収縮し、慣性力に対抗します（③）。歩行スピードが速くなればなるほど踵接地時に体幹にかかる慣性力は大きくなりますので、大殿筋をはじめとした股関節伸展筋群の重要性がさらに高まることになります。

　では、大殿筋が麻痺した症例は、どのように歩行するのでしょうか。歩

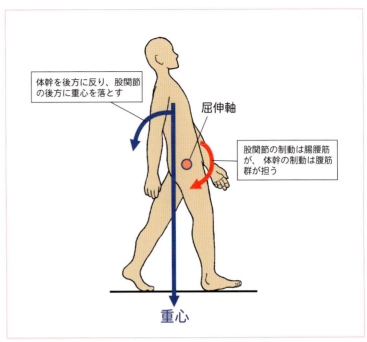

図 32: 大殿筋麻痺症例の歩行

行における大殿筋の作用は、慣性力に対する体幹の制動ですから、この作用が生じないように歩行すると考えられます。図32を見てください。**基本的に、大殿筋麻痺の症例は体幹に慣性力を作用させたくないですから、歩行スピードが極めて遅くなります。加えて、股関節の前方に重心を落とすと体幹が前方へと倒れこむことになりますので、体幹を後方に反り返った位置で保持し、股関節の後方に重心を落としたまま歩行しようとします。この時の股関節の制動は腸腰筋が、体幹の制動は腹筋群が担うことになります。**

(5) 老化にともなう姿勢変化と前後方向の安定性について

　立位姿勢を成人と高齢者とで比較してみると、その根本的な違いは、「腰椎前弯の減少」と「骨盤後傾」です。どちらが先に生じるかはいまだ意見の一致をみませんが、腰椎前弯の減少は骨盤後傾を誘発し、骨盤後傾もまた腰椎前弯の減少を誘発します。

　右ページの図33では、成人と高齢者の立位アライメントをイラスト化しています。腰椎の前弯と骨盤前傾とがキープできている姿勢では、重心と下肢関節軸とが非常に近い位置関係になりますから、各関節を支持する筋肉の活動は、極めて少ない状態で保持することができます。腸腰筋や多裂筋の筋力低下に起因する腰椎の後弯化や骨盤の後傾化が進行

POINT!
大殿筋が麻痺している症例は、股関節後方に重心を落とした反り返り姿勢で、極めてゆっくり歩きます。

POINT!
高齢者の姿勢の特徴は、「腰椎前弯の減少」や「骨盤後傾」です。このような姿勢は膝関節に大きな負担をかけるため、筋疲労や疼痛を引き起こしやすくなります。

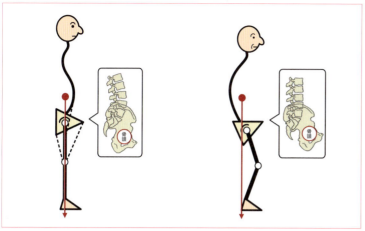

図 33: 老化に伴う姿勢変化と前後方向の安定化機構

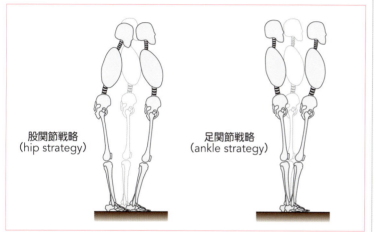

図 34: 股関節戦略と足関節戦略

すると、重心は、股関節レベル、膝関節レベルともに後方を通過します。そのため、腸腰筋と大腿四頭筋にその支持性を依存するばかりか、持続的な筋収縮が強要されます。特に、膝関節では、スクワットを続けたまま立位・歩行を行うことと同じですから、長時間の歩行は大腿四頭筋の疲労や膝蓋大腿関節障害による疼痛により継続できなくなります。

では、大腿四頭筋の筋活動を少なくして膝関節を支持するには、どうしたらいいでしょうか。膝関節の後方を通過する重心をできるだけ膝関節軸に近づければ、筋活動を減少させることができます。腰椎は後弯したまま変化させることができませんから、胸椎をさらに屈曲して頭部を前方に位置させるように、アライメントを調整することになります。いわゆる腰曲がり姿勢となるわけですが、頭部ならびに体幹を保持するために、今度は腰部脊柱起立筋に過剰な筋活動が生じ、伸筋コンパートメント内圧の上昇に起因した腰痛が出現します。腰曲がりの高齢者がシ

姿勢制御

人は立位であっても微妙にバランスを取っています。歩行などの動作では、よりしっかりとした姿勢制御機構が必要になります。人は3つの戦略を持っています。通常の立位では足関節戦略（ankle strategy）が作用します。動揺が急激な場合などは股関節戦略（hip strategy）が作用します（図 34）。また、支持基底面から重心が逸脱した場合は一歩踏み出して新たな支持基底面を作ります。この反応をステッピング戦略（stepping strategy）と呼びます。様々な戦略で私達の姿勢は制御されています。

骨盤のアライメント

骨盤のアライメントを簡易的に評価するにはどうしたらよいでしょうか？
一般的には、上前腸骨棘（ASIS）と上後腸骨棘（PSIS）とを触診して、PSIS が ASIS よりも 2〜3 横指高い位置がニュートラルと言われています。もう少し正確に診るには、ASIS と恥骨結合とを結ぶ線が、臥位の場合は床に水平に、立位の場合は垂直になる状態がニュートラルですので、これを基準に、前傾、後傾を評価するとよいでしょう。

ルバーカーを押しながら歩行している光景を目にすることがあると思いますが、このような移動手段こそが、腰曲がり姿勢の高齢者にとっては腰にも膝にも負担が少ない手段となるのです。

　高齢者の膝関節障害や腰部障害には、前述したようなアライメント変化が基盤となっている場合が少なくありませんから、腰椎後弯と骨盤後傾のアライメントチェックを忘れてはいけません。

4. 股関節周辺疼痛を評価する

(1) 股関節周辺部痛と股関節痛は一緒ではない

　日常診療をしていますと、股関節周辺に疼痛を訴える症例は少なくありません。**各々の症例にその疼痛部位を聞いてみると、鼡径靭帯あたりの痛み、上前腸骨棘あたりの痛み、大腿骨頭あたりの痛み、恥骨あたりの痛み、大転子あたりの痛み、場合によっては大腿部の痛みも、「股関節が痛い！」と表現されます**（図 35）。このように、症例が股関節として表現している範囲は、我々が認識している股関節とは違っていることがしばしば見られます。

POINT!

「股関節周辺部痛」と「股関節痛」とは違うため、股関節が痛いと訴える場合は、疼痛原因を絞り込むことが大切です。

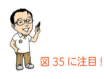

図 35 に注目！

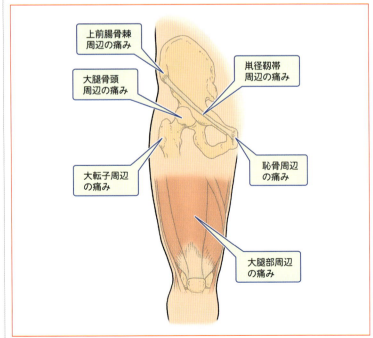

図 35: 股関節の疼痛として患者が訴える部位

股関節痛は、あくまでも、「股関節」に何らかの病変があるものとして区別すべきです。例えば、股関節の滑膜炎、股関節症、関節唇損傷、頸部骨折などは、股関節構成体が原因となった疼痛ですから、股関節痛と表現してよいと思われます。一方、大腿神経障害、腸腰筋のコンパートメント症候群、大腿直筋や内転筋の付着部症などは、関節外要因が原因となった疼痛ですから、股関節痛とは区別すべきであると考えます。また、意外なところでは、仙腸関節や椎間関節由来の関連痛が股関節周辺に出現することもまれではありません。もちろん、このような疼痛も、股関節痛とは区別すべきです。すこし分かってきたでしょうか？ **症例を診る際には安易に股関節痛と決めつけず、まず股関節周辺部痛として広くとらえ、一つひとつの身体所見や検査を通して、その疼痛原因を絞り込んでいくことが大切です。股関節周辺部痛と股関節痛は同じではありません！**

アンテリアーサイペイン
（anterior thigh pain）

大腿骨頸部骨折の症例、変形性股関節症の症例、また、人工股関節全置換術（THA）後の症例では、股関節の疼痛に加えて大腿部や膝周辺に痛みを訴えることがあります。骨膜性の疼痛と言われていますが詳細は不明です。特に頸部骨折の場合、症例が膝周辺に疼痛を訴えるがために骨折が見逃されることもあるため、注意が必要とされています。

POINT!

股関節周辺部痛と股関節痛は、同一疾患ではありません。様々な評価からしっかりと鑑別しましょう。

(2) 脊椎病変からの関連痛を区別する

股関節周辺に疼痛を訴える症例を評価する際には、脊椎病変に由来する関連痛の関与があるか否かをまず鑑別することが大切です。図36を見てください。ここには、仙腸関節障害症例100名を対象に、各症例が訴えた疼痛の分布についてまとめた疼痛地図が示されています。これを見ると、股関節周辺に疼痛を訴える症例は100名中21名、大腿外側に疼痛を訴える症例は100名中8名存在していることが分かります。

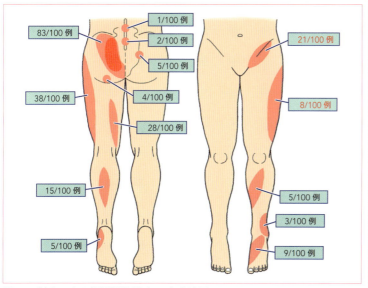

図36: 村上による仙腸関節障害の疼痛地図

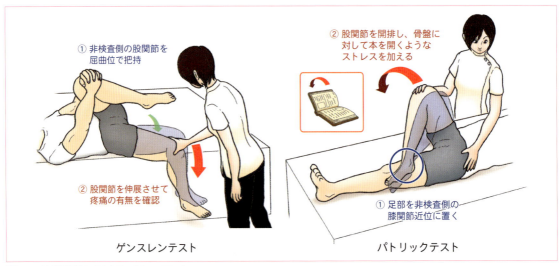

図 37: 仙腸関節に対するストレステスト

POINT!

股関節周辺に疼痛を訴える場合は、脊椎病変に由来する関連痛と股関節構成体の不具合に由来する股関節周辺分部痛との鑑別が大切です。

POINT!

ゲンスレンテストやパトリックテストは、仙腸関節障害を鑑別するストレステストです。

仙腸関節障害の主たる訴えは仙腸関節に沿った殿部痛が特徴的ですが、そのうちの2割を超える症例が、「股関節周辺が痛い」と訴えている事実を知っておきましょう。このような疼痛は股関節構成体の疼痛ではありませんので、仙腸関節に対するブロック注射や運動療法により鼡径部痛は軽減するわけですが、仙腸関節障害だと評価できない場合には股関節周辺組織に対して漫然とした治療を行うことになりますので、その鑑別が極めて大切です。

図 37 は、仙腸関節に対するストレステストを提示しています。仙腸関節障害に対するストレステストは各種ありますが、ここではゲンスレンテスト（Gaenslen test）とパトリックテスト（Patrick test）について説明します。

ゲンスレンテストは、被験者に非検査側の股関節を屈曲位で把持させた状態から、検査側の股関節を他動的に伸展させて疼痛の有無を確認します。このテストでは、非検査側の股関節を屈曲することで骨盤を後傾位に固定し、その状態から、検査側の股関節を伸展させながら骨盤に前傾強制力を加えます。これらの操作で疼痛が誘発された場合には、仙腸関節障害が疑われます。

パトリックテストでは、非検査側の下肢は伸展位で、検査側の足部を非検査側の膝関節近位に置きます。その後、他動的に股関節を外転・外旋させながら、骨盤に対してブックオープンストレス（book open stress）を加えます。これらの操作で疼痛が誘発された場合には、仙腸関節障害が疑われます。

これらのテストの理屈は非常に分かりやすいのですが、一度立ち止まっ

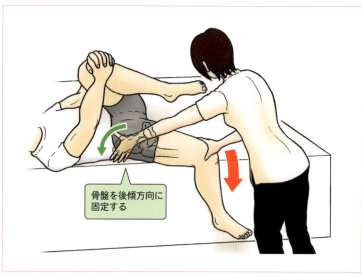

図38: 骨盤固定下でのゲンスレンテスト

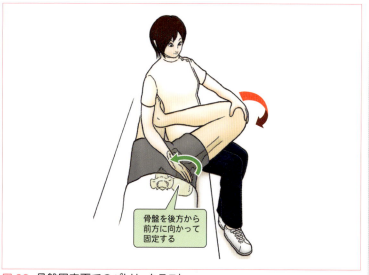

図39: 骨盤固定下でのパトリックテスト

圧痛（tenderness）

圧痛は、ある組織に外的圧力を加えることで反応する痛みです。対象となる組織を特定することは容易ではないですが、組織を選り分けするための基本は触診技術です。日ごろから練習を積んでおきましょう。一方、関連痛の場合は、疼痛を訴える周辺組織には問題はありません。つまり、痛がっている部位の組織内圧が高くなっているわけではありませんので、局所圧痛所見は得られません。圧痛があることも、圧痛がないことも、臨床では大切な所見です。

仙腸関節における応力集中

各種仙腸関節ストレス検査が仙腸関節のどこにストレスを加えているのかについて、Yoon Hyuk Kim らが有限要素解析を用いて検討しています。パトリックテストでは、仙腸関節面の上方部分に応力集中を認め、ゲンスレンテストでは、股関節伸展側が下方部分に、屈曲側では上方部分に応力集中することが認められました。ストレス検査によって負荷がかかる部位が異なることを理解した上で、その技術を使い分けたいものです[16]。

て冷静に考えてみましょう。これら二つのテストは骨盤を直接動かすのではなく、股関節運動を介してストレスを加えています。もし、股関節周辺に何らかの病変を持った症例に対してこれらの検査を行ったらどうなるでしょうか。股関節を動かすわけですから、股関節に問題がある症例も仙腸関節障害の症例も同じように疼痛を訴えるはずです。つまり、これら仙腸関節へのストレステストの結果をそのまま鵜呑みにすることは、股関節周辺部痛を評価する上で不十分と言わざるを得ません。

　仙腸関節へのストレスは、骨盤または仙骨を動かさないと加えること

股関節障害

ができません。仙骨を動かすのは非常に難しいですから、股関節を介して骨盤を動かす方法を先人は考えたわけです。では、骨盤を固定して仙腸関節のストレステストをしてみたらどうなるでしょうか。ゲンスレンテストは股関節伸展運動を加えます。パトリックテストは開排運動を加えます。骨盤を固定した状態で股関節伸展や開排運動を加えても、その運動は股関節で行われますから骨盤の運動は生じません。つまり、仙腸関節にストレスを加えることはできません。

ゲンスレンテストについて具体的に確認してみましょう。前ページ図38を見てください。まず、骨盤を固定しないで、股関節の伸展運動を負荷します。この時、仙腸関節障害の症例は鼠径部周辺に疼痛を訴えますし、股関節に障害を持った症例も疼痛を訴えます。続いて、検者は骨盤を後傾方向に固定し、股関節伸展運動を負荷します。すると、仙腸関節障害の症例では、鼠径部痛が消失するもしくは著しく軽減します。その一方で、股関節に障害を持った症例の疼痛は変化しません。同じように、パトリックテストでも、骨盤を後方から前方に向かって固定することで同様な現象が認められます（前ページ図39）。

椎間関節障害の症例でも、鼠径部痛を訴える場合が時々あります。このような場合でも、骨盤を固定すれば脊椎は動けませんから、やはり同じ結果が出ます。**鼠径部痛を訴えてきた症例に脊椎病変の可能性があるか否かは、一般に知られている仙腸関節ストレステストを「骨盤固定」と「骨盤非固定」で実施し、「非固定で疼痛が出て、固定で疼痛が消失する」現象を確認すれば鑑別可能です。**

(3) 筋肉由来の疼痛を評価する
① 筋肉由来の疼痛の解釈

股関節周辺に疼痛を訴える症例では、筋肉に由来する疼痛が多かれ少なかれ存在しています。筋肉由来の疼痛は大きく分けて、肉離れや股関節手術後炎症に代表される急性疼痛と、姿勢異常や股関節不安定性に起因する筋攣縮が原因となる慢性疼痛の二つに分けられます。前者の肉離れであれば疼痛が発生したはっきりとした受傷機転が聴取できますし、後者は本人が気づくことなく徐々に疼痛が出現しだらだらと長期化していることが特徴です。

まず、急性疼痛について解説します。この場合に生じている疼痛は筋損傷に伴う炎症過程に起因していますので、細胞の退行性変化に伴う

POINT!
仙腸関節障害や椎間関節障害などの脊椎病変に由来する関連痛と股関節由来の鼠径部痛とを鑑別する場合は、骨盤を固定・非固定で評価し比較します。

発痛物質濃度の上昇と筋自体の腫脹が原因です。消炎鎮痛剤の服用により疼痛は軽減しますし、経時的に腫脹が軽減することで疼痛は徐々に楽になっていきます。**このような症例に対する評価に、特別なものはありません。**腫脹に伴う筋内圧が高まった状態は筋肉全体に圧痛を確認できますし、明らかな損傷がある場合は損傷部の局所圧痛を丁寧に触診することが大切です。また、損傷部に加わる筋収縮時痛に加えて筋伸張時痛も伴いますので、対象となる筋肉の正確な筋収縮誘導とともに正確な伸張技術が必要です。圧痛所見は慢性疼痛にも有効な評価ですから、コツも含めて後ほど詳しく解説します。

画像評価としてはMRIが非常に有効ですが、手術後症例ではほぼ撮影しませんし、肉離れの場合でも初期診断時に撮影されるだけでしょうから、経時的な状態を把握することは現実的ではありません。今後期

POINT!

筋肉由来の疼痛は、圧痛所見や筋収縮・伸張誘導により判断します。

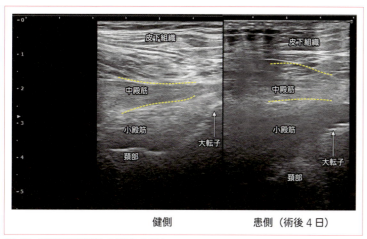

図40: 股関節手術後の筋肉の腫れ

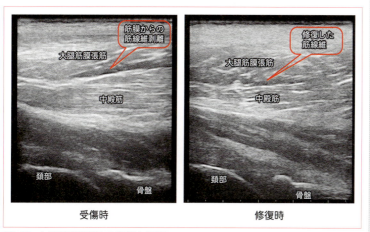

図41: 大腿筋膜張筋の肉離れ画像

待される画像評価としては、超音波画像があります。超音波はリアルタイムかつ動画も観察できますから、疼痛との関連、可動範囲との関連、動作との関連が、より明確になる可能性があります。前ページ図40は大腿骨頚部骨折術後（γ-nail）の中殿筋、小殿筋を超音波で見た画像です。筋肉特有の線維配列が乱れているだけでなく、健側に比べて著明に腫れているのが分かりますし、皮下組織も腫れています。

次に、前ページ図41を見てください。この図は、大腿筋膜張筋が筋膜から剥離した状態と修復が進んだ状態の画像を対比して示しています。筋膜から剥がれた筋線維が経過とともに修復し、線維が連続してきているのが分かります。

「腫れあがった筋肉が画像として見える」または「剥離した筋線維が画像として見える」場合、あなたはどのような運動療法を展開しますか。「腫れあがった筋肉」に対しては、内圧変動ができるだけ少ない運動を、そして、静脈還流を改善するものであるべきです。例えば、「小さな可動範囲から徐々に大きな可動範囲」へ、「弱い収縮から徐々に強い収縮」へ、「持続収縮ではなくリズミカルな反復収縮」を選択するべきでしょう。また、「筋膜から剥離している筋肉」にマッサージを実施したらどうなると思いますか。セラピストとして行うべきは、適切な圧迫処置ですよね。つまり、「見えるからわかる！」、「わかるから治せる！」のです。普段の臨床を見つめなおしたいところです。

次に、慢性疼痛について説明します。明らかな組織損傷が存在する急性疼痛と違って、長期にわたる慢性疼痛の解釈は簡単ではありません。慢性疼痛の多くは、姿勢異常や股関節不安定性に起因する筋攣縮が原因となった、一種のコンパートメント症候群としてとらえると理解しやすいと思います。

急性疼痛を除いた多くの股関節疾患では、ストレッチングを行った後に疼痛が軽減したり、姿勢の改善を指導することで症状が改善したりする事実をよく経験します。このような症例の疼痛の原因を炎症だと考えてみると、運動療法による即時効果を説明できません。何が変化して疼痛が軽減するのでしょうか。

筋コンパートメント症候群とは、何らかの原因により筋内圧が上昇し疼痛を発現する病態です。そして、その**筋内圧を決定する要因には、①筋肉自体が腫れあがった場合、②筋肉自体が攣縮状態にある場合、③筋肉の周囲組織が筋内圧の上昇を緩衝できない場合、の3つがあります。**

POINT!
筋コンパートメント症候群には慢性型と急性型がありますが、運動によるものとしては慢性型が多くみられます。

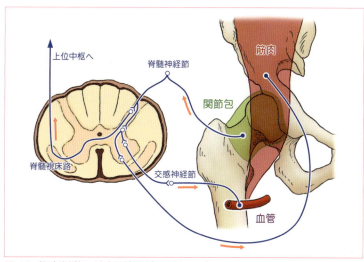

図42: 侵害刺激に対する筋攣縮のメカニズム

　筋肉自体が腫れあがった場合は、先に説明した急性疼痛と同様に、筋内圧が上がっています。手術後の筋肉や筋挫傷後の筋肉に生じる腫脹が原因で筋内圧が上昇します（41ページ図40）。

　筋自体が攣縮状態にある場合は、一般的にスパスムと呼ばれています。スパスムは、関節周辺に加わる侵害刺激を契機とした、また、関節内炎症が起因となって生じた侵害受容反射であり、すべての関節を構成する筋肉に起こりえます。股関節包や周辺靱帯には10種類程度の知覚神経終末があること、また、その分布は、腸骨側より大腿骨側に多いことが分かっています。これら知覚神経終末に感作した侵害刺激は、脊髄反射を形成し持続的な筋攣縮が生じます（図42）。加えて、筋収縮自体は筋内圧を上昇させます。随意的にコントロールできない筋攣縮は、同時に血管圧の低い静脈をつぶしますから、うっ血性浮腫が生じ、さらに筋は腫れます。このような状態の筋肉を、押したり運動したりすることで内圧が上昇し、疼痛が出現するわけです。

　最後に、筋肉の周囲組織が筋内圧の上昇を緩衝できない場合は、筋肉を取り囲んでいる筋膜の硬化や隣接する筋膜間の癒着が原因で、本来の筋膜の広がりが制限された場合に相当します。運動により筋内圧は変動しますが、筋内圧の変動は、取り囲んでいる筋膜が必要に応じて受動的に拡大したり縮小したりすることで一定化されています。筋内圧が上昇した際に外壁を構成している筋膜が硬く広がれない場合には、結果として圧力は高まりますから疼痛が発生します（次ページ図43）。

肉離れ
（muscle strain）

　肉離れに関する疫学調査によると、スポーツ種目別では、男性ではサッカー、陸上が多く、女性では陸上、バスケットが多いようです。年齢では、10代、20代で84％を占めています。部位別では下肢が96％を占めており、筋別ではハムストリングスが圧倒的に多く、次いで大腿四頭筋、内転筋、下腿三頭筋となっています。部位も、若年層ではハムストリングス、大腿四頭筋が多く、30代以降では下腿三頭筋の割合が増加するようです。何れにせよ、急性期の肉離れでは局所安静と圧迫による剥離部の修復が優先されます[17]。

コンパートメント症候群

　コンパートメント症候群は区画症候群とも呼ばれ、骨折や動脈損傷などにより筋区画内圧上昇が起こり、結果的に、虚血による筋・神経障害が起こるものとされています。この概念は、1881年にVolkmannによって手の難治性拘縮として報告されました。下腿と前腕の筋肉で多く発症します。筋組織は、阻血時間が3時間を超えると壊死が始まり、6～8時間以上続いた場合には不可逆的変化が生じるとされており、急性の場合は早急な処置（筋膜切開）が必要とされています[18]。

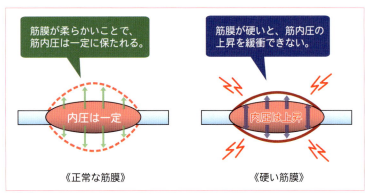

図43: 筋肉周囲組織の硬さと内圧との関係

② 圧痛を通して筋肉の疼痛を評価する

筋肉由来の疼痛は、筋内圧を中心に考えるとつじつまが合います。したがって、筋肉由来の疼痛の評価は、「筋内圧が上昇する条件を加えれば疼痛が誘発され、筋内圧を減少させる条件を加えれば疼痛が緩和する」ことを念頭に置いて行えば、それほど難しくありません。

その中で、**最も簡単で、最も信頼性が高い検査は、「圧痛所見を正確にとる」**ことです。筋内圧が高まった筋肉を押すという行為は、圧を高めることにほかなりませんから、「筋内圧を上昇させる条件」そのものと言えます。ここでは、股関節の前面を構成する筋肉の中で、臨床上問題となることが多い腸腰筋と恥骨筋の評価について解説を加えます。

腸腰筋は、腰椎および腸骨から起始する強力な股関節屈筋です。恥骨筋は、恥骨上枝に起始する筋肉で、解剖学的には屈曲、内転筋に分類されます。腸腰筋、恥骨筋ともに大腿神経に支配されますから、発生的には同系列の筋肉と考えてよいと思われます。また、**臨床的に、これら2つの筋肉が問題となることが多い理由として、股関節前方を支持する関節包靱帯が、大腿神経からの関節枝により支配されていることが挙げられます。**すなわち、股関節前方に作用する侵害刺激は、腸腰筋、恥骨筋の攣縮を引き起こすことになるわけです。

腸腰筋の圧痛は、股関節を伸展位で確認します。まず、スカルパ三角内にある大腿動脈を、鼡径靱帯の遠位で触診します。検者の指をそのまま外側に移動させると、鶉卵大に膨隆した腸腰筋の筋腹に触れることができますので、ここで指を押し込み、腸腰筋の圧痛を確認します（次ページ図44）。このポイントで圧痛を確認するのは、その直下に骨頭があるからです。圧痛所見を股関節伸展位で確認するのは、骨頭が腸腰

POINT!

圧痛所見は、押すという行為により筋内圧を意図的に高めて疼痛を誘発する評価方法のため、確実な結果を得ることができます。

POINT!

腸腰筋と恥骨筋が臨床上の問題となることが多い理由を覚えておきましょう。

筋を深部から圧排することになりますから、腸腰筋の筋内圧が高い症例では疼痛を確認しやすくなるからです。圧痛が確認できたら、腸腰筋を圧迫したまま股関節をゆっくりと屈曲位にしてください。すると、腸腰筋の圧痛が軽減するはずです。股関節を屈曲位にすると、①骨頭の突出がなくなり深部からの圧排がなくなること、②腸腰筋の起始と停止が近づき筋膜の緊張が低下すること、により腸腰筋内圧が低下しますから、圧痛が軽減するのです（図45）。逆に、股関節を過伸展位にすると筋内圧は高まりますから、圧痛の程度も強くなりますし、伸展に伴う疼痛も出現します。このような手順を通して、腸腰筋由来の疼痛を評価していきます。

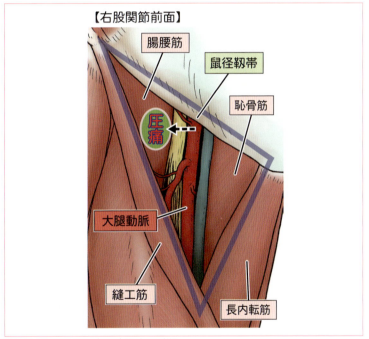

図44: 腸腰筋の圧痛を確認する手順

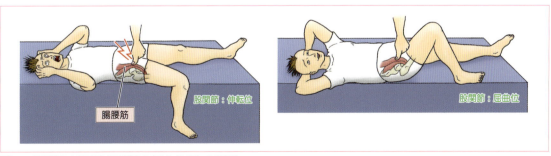

図45: 腸腰筋の圧痛と股関節の屈曲角度との関係

恥骨筋の圧痛も、股関節を伸展位で確認します。まず、スカルパ三角内にある大腿動脈を骨頭の遠位あたりまで追いそのまま指を内側に移動させると、恥骨筋の筋腹に触れることができます。ここを指で押し込み、恥骨筋の圧痛を確認します（図46）。圧痛が確認できたら、恥骨筋を圧迫したまま股関節をゆっくりと屈曲・外旋位にしてください。すると、恥骨筋の圧痛が軽減するはずです。恥骨筋の停止は大腿骨の恥骨筋線です。恥骨筋線は大腿骨の後方にありますから、股関節を屈曲・外旋位とすることで起始と停止が近づき、筋膜の緊張が低下します。こうすることで、恥骨筋の内圧は低下し圧痛が軽減するのです（図47）。逆に、股関節を過伸展・内旋位とすると筋内圧は高まりますから、同時に圧痛

圧痛の工夫

圧痛が非常に重要な情報であることは言うまでもありません。筋全体の内圧が上昇している場合は、筋のどこを押しても痛いですが、筋損傷などの場合は、圧痛はより局所的になります。最近では、超音波画像を使用して組織の損傷部位を見つけ出し、その部位を指ではなくプローブの角で圧迫することで、より詳細な圧痛評価が出来るようになってきました。これをプローブコンプレッションテスト（probe compression test）といいます。今後広く利用されていく手法だと考えられます。

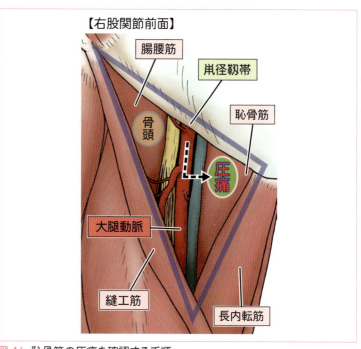

図46: 恥骨筋の圧痛を確認する手順

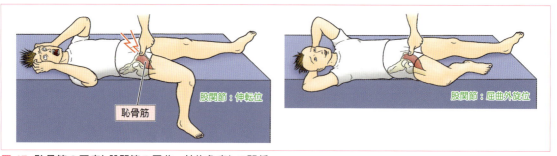

図47: 恥骨筋の圧痛と股関節の屈曲・外旋角度との関係

の程度も強くなります。このような手順を通して、恥骨筋由来の疼痛を評価していきます。

　ここで説明した筋由来の疼痛の評価は、股関節に限ったことではありません。どこの関節障害においても評価の基本は一緒ですから、関節を構成する解剖に準じて応用すれば判別することができます。セラピストにとって重要なのは、解剖学、運動学、そして触診技術です。

(4) 絞扼神経障害由来の疼痛を評価する

　絞扼性神経障害由来の疼痛を評価するためには、絞扼されるポイント（entrapment point）の解剖学的特徴を把握するとともに、疼痛誘発テストにおける機能解剖学的背景について理解を深めておくことが必要です。股関節周辺に疼痛を引き起こす絞扼性神経障害として、ここでは大腿神経障害と梨状筋症候群について解説することにします。

① 大腿神経障害について

　大腿神経の絞扼ポイントは、大腿神経が鼠径靭帯の下を通過するポイントと、大腿直筋腱の下を通過するポイントの二か所です。前者は、腸腰筋の腫れに起因して発症することが多く、後者は大腿直筋腱下の癒着に起因して発症することが多いようです。

POINT!
解剖学・運動学の知識と確かな触診技術があれば、全ての関節障害に応用できます。

POINT!
絞扼性神経障害の評価では、絞扼しやすい場所の特徴、周辺筋肉や関節の機能、神経支配などの知識が必要です。

POINT!
絞扼性神経障害の評価では、絞扼の原因を見つけることが大切です。

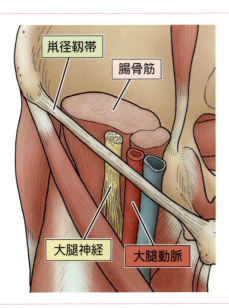
図48: 鼠径靭帯の下を通過する大腿神経

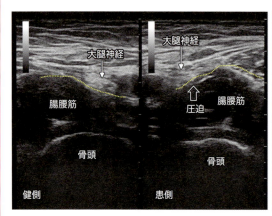
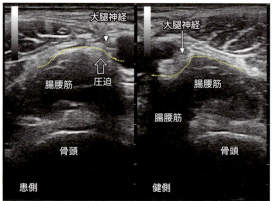

70歳代：女性　歩行時の鼠径部痛　　　　16歳：女性　レシーブ動作時の鼠径部痛

図49: 腸腰筋の腫れに起因した大腿神経障害例

鼠径靭帯部での障害について説明します。前ページの図48を見てください。このイラストは、鼠径靭帯周辺の立体的な解剖を示しています。大腿神経に注目すると、鼠径靭帯と腸骨筋との間を通過している様子が分かります。硬い靭帯と筋肉の間に挟まれた狭い空間を通過する関係上、大腿神経は様々な機械的ストレスを受けることになります。このような場所では、脂肪組織が周辺を取り巻き、摩擦や圧排から神経を保護しています。この、鼠径靭帯部で大腿神経障害を生じた症例のほとんどに、大腿動脈のすぐ外側で神経の圧痛が確認できます。同時に、腸腰筋にも強い圧痛が認められます。超音波画像では、明らかに腸腰筋が腫れている様子が観察できます（図49）。すなわち、この部分での神経障害は腸腰筋の腫れが絞扼に強く関連していることが理解できます。

次に、大腿直筋腱の下で発生する大腿神経障害について解説します。右ページ図50を見てください。このイラストは、大腿直筋腱の下を通過する大腿神経の様子を示しています。ここを通過する大腿神経を近位方向へと観察すると、内側広筋に向かう神経枝、大腿前面の近くをつかさどる前皮枝、伏在神経へと連なる神経枝はすでに分岐した後であり、大腿直筋腱下の神経は、外側広筋と中間広筋に分布する神経であることが分かります。つまり、**鼠径靭帯部で生じた大腿神経障害では、大腿四頭筋の筋力低下以外に大腿前面の知覚障害、症例によっては下腿内側の近くを支配する伏在神経障害を合併することが理解できます。**その一方で、大腿直筋腱の下での大腿神経障害では知覚障害は生じないことが理解できますし、このことが、両者を鑑別するための所見であることが分かります。

POINT!

神経の走行や支配域と、筋肉・関節の構造を結び付けて考えられるようにしましょう。

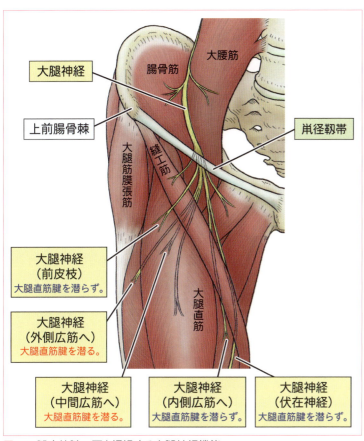

図 50: 腿直筋腱の下を通過する大腿神経機能

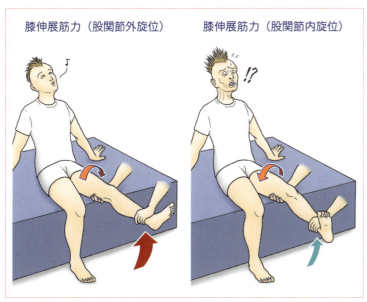

図 51: 筋力検査における特徴的な所見

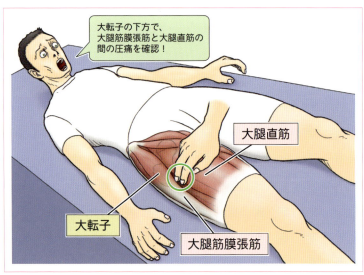

図 52: 特異的な圧痛点

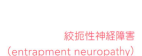
絞扼性神経障害
（entrapment neuropathy）

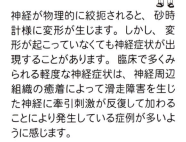

神経が物理的に絞扼されると、砂時計様に変形が生じます。しかし、変形が起こっていなくても神経症状が出現することがあります。臨床で多くみられる軽度な神経症状は、神経周辺組織の癒着によって滑走障害を生じた神経に牽引刺激が反復して加わることにより発生している症例が多いように感じます。

　加えて、筋力検査においても特徴的な所見が得られます。大腿直筋腱の下での絞扼の場合には、内側広筋にはすでに分枝を出していますから、内側広筋の筋力は障害されません。したがって、股関節肢位を変えて診ることで、膝関節伸展筋力の違いを把握することができます。股関節を外旋位で膝関節を伸展させ抵抗を加えると、徒手抵抗が下腿に対する外反強制となりますから、内側広筋の筋活動が高まります。逆に、股関節を内旋位で徒手抵抗を加えると、下腿に対する内反強制となり、外側広筋、中間広筋の筋活動が高まります。つまり、股関節外旋位での伸展筋力は十分であるものの、股関節を内旋位では明らかな左右差を認めることになります。筋力テストにおけるこのような鑑別法も、神経の解剖さえ知っていれば簡単に理解できるでしょう（前ページ図 51）。

　最後に、外側広筋と中間広筋とに分布する大腿神経の圧痛所見を診る方法を図 52 で説明します。まず、大転子の下方に指をあてます。その後、下肢伸展挙上運動と股関節の内旋運動とを繰り返しながら、大腿筋膜張筋と大腿直筋との筋間を確認します。そこから、大腿直筋の深部に指を滑り込ませるように圧迫することで、著明な疼痛を誘発することができます。鼠径部で生じる大腿神経障害とは明らかに圧痛点が異なりますし、患者は大腿外側に症状を訴えますから、両者を間違えることはないでしょう。

② 梨状筋症候群について

　梨状筋症候群は、その名の通り梨状筋周辺の解剖学的特性に起因して生じる神経障害で、坐骨神経障害の好発部位として知られています。症状は、殿部を中心とした疼痛で、時に、大腿後面へと広がる疼痛も認められます。腰椎椎間板ヘルニアの症状との鑑別が必要な疾患ですが、下肢伸展挙上時に見られる坐骨神経の放散痛の程度は、腰椎椎間板ヘルニア症例に比較すると軽度です。また、坐骨神経症状以外の神経症状も多くの症例で認められますから、症例ごとにしっかりと病態を理解することが必要です。そのために、絶対に押さえておきたい知識が、梨状筋周辺の解剖学です（図53）。

　梨状筋は、仙骨前面から大転子近位の転子窩に停止する筋肉で、そ

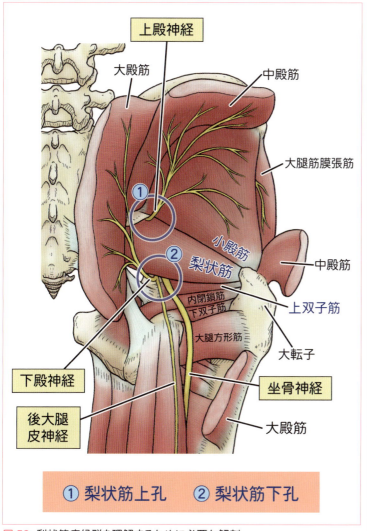

図53: 梨状筋症候群を理解するために必要な解剖

POINT!
梨状筋は坐骨神経障害の好発部位として知られていますが、坐骨神経だけではなく、上殿神経や下殿神経の関与もあることを覚えておきましょう。

POINT!
梨状筋症候群の圧痛評価では、「梨状筋だけが痛いのか」を鑑別することが重要です。

の形が洋梨に似ていることから梨状筋と命名されたようですが、個人的には、五月の節句に食べる円錐形の「ちまき」の形に似ていると思います。梨状筋の触診でも、「ちまき」をイメージして触れていくと、周辺組織との違いを把握することができます。

梨状筋の上縁は中殿筋と隣接しており、その間隙を上殿神経が通過します。同様に、梨状筋の下縁は上双子筋と隣接し、その間隙を下殿神経と坐骨神経が通過します。前者の間隙は梨状筋上孔、後者の間隙は梨状筋下孔と呼ばれています。**梨状筋に加わる持続的な圧迫や過度な伸張の繰り返し、また、持続する筋攣縮があると坐骨神経だけでなく、上殿神経や下殿神経も絞扼され、神経症状が出現します。**数多くの梨状筋症候群を治療してきた経験から感じていることですが、疼痛が大腿まで広がっている症例は坐骨神経障害が、殿部の疼痛が比較的外側に強い場合は上殿神経障害が、また、殿部の疼痛が仙骨よりで強い場合は下殿神経障害が関与しているように思います。まずは、疼痛の範囲や場所による違いを患者から聞き出すことが評価の第一歩です。

梨状筋症候群の評価技術の中で、最も大切な技術が圧痛所見です。症状の主体は殿部痛を中心としていますので、「圧痛を認める組織は何か？」を正確に判断する触診技術が必要となります。**圧痛所見の目的は、梨状筋だけが痛いのか、それとも、梨状筋に加えて各種神経が痛いのか、を判断するために行います。**その手順について説明します。

右ページ図54を見てください。まず、大腿近位外側に手をあて、もう一方の手で大腿を他動的に回旋させます。大腿の回旋に伴う大転子の移動を触れながら、大転子の近位端を確認します。大転子の近位端から内側に三横指から五横指の範囲で梨状筋を確認します。次に、示指から環指を用いて頭側よりあて、もう一方の手を三本の指に重ねます。上方に重ねた指で軽く圧迫を加えながら、梨状筋の走行に対して直行するように指を動かします。こうすることで、コロッとしたちまき様の梨状筋を触診することができます。この操作を通して梨状筋の上縁と下縁を把握していきますが、膨隆した筋腹上には神経は存在しませんから、この時に確認できる疼痛は梨状筋の疼痛であると判断することができます。

右ページ図55を見てください。ここでは、梨状筋上孔を通過する上殿神経、梨状筋下孔を通過する坐骨神経、下殿神経の圧痛所見を確認しています。この際には、検者の指は中指のみを用いて確認します。**上殿神経の圧痛は、梨状筋の上縁に沿って指を筋間に押し込みながら**

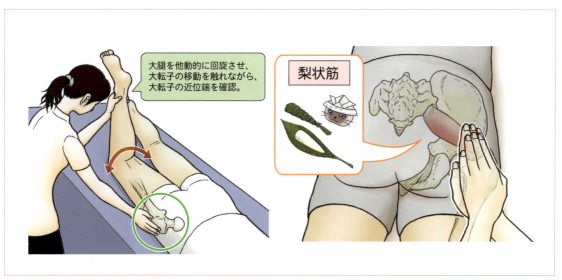

図54: 梨状筋を確認する手順

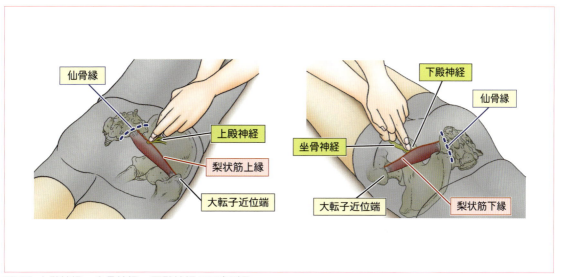

図55: 上殿神経、坐骨神経、下殿神経の圧痛所見

仙骨方向へ指を進めていくことで確認できます。 仙骨縁より二横指外側あたりに指を持ってくると、筋間に指が入る際の抵抗が高まる様子が分かります。この感覚と同時に、症例が強い疼痛を訴えた場合に上殿神経障害を疑います。**坐骨神経の圧痛は、梨状筋の下縁に沿って指を筋間に押し込みながら進めていくと梨状筋の中央辺りで検者の指がまったく筋間に入らない場所に行き当たりますので、その場所で確認し、強い疼痛を訴えた場合は坐骨神経障害を合併していると判断します。** そこには坐骨神経がありますが、坐骨神経は小指程度の太さがありますので、

 POINT!

梨状筋上孔を通過する上殿神経、梨状筋下孔を通過する坐骨神経・下殿神経の、圧痛確認方法を覚えておきましょう。

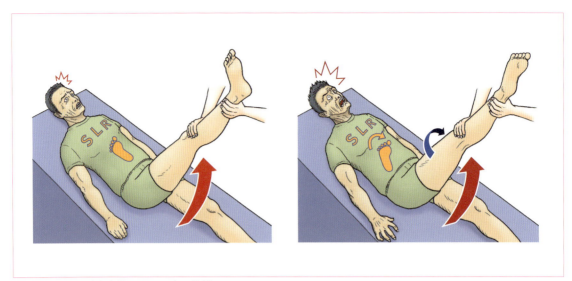

図 56: SLR テストと内旋 SLR テストの比較

指が挿入できないのは当たり前です。**下殿神経の圧痛は、坐骨神経を越えてさらに内側方向へと指を進めながら、指を挿入する際の抵抗感の増加や疼痛の有無を確認し、下殿神経障害を判断します。** 神経の圧痛と筋肉の圧痛は根本的に違いますから、その違いを症例にしっかり確認することが大切です。神経の圧痛とともに、放散痛の有無や、圧迫に伴う疼痛は症例が感じている疼痛と同じか否かを聞き出すことが大切です。

最後に、梨状筋症候群を確認する際の、特殊テストについて解説します。梨状筋症候群は、梨状筋の筋攣縮を基盤に各種神経の絞扼圧が上昇し、神経に牽引刺激が入ることで疼痛が誘発されます。この点をしっかり押さえて、特殊テストを見ていきましょう。

図 56 を見てください。梨状筋症候群が疑われる場合には、通常の SLR テストと股関節内旋位での SLR テスト（内旋 SLR テスト）とを実施し、その疼痛程度を比較します。通常の SLR テストに比べ内旋 SLR テストでは、梨状筋を中心とした外旋筋群が伸張され、梨状筋上孔・下孔ともにその間隙が狭まりますから、疼痛が誘発されます。この時、障害されている神経が坐骨神経の場合では、牽引刺激がさらに加算されますので、著明な疼痛が誘発されます。

次に、右ページ図 57 を見てください。ここには、フライバーグテスト（Freiberg test）を示しています。このテストは、被検者の股関節を屈曲、内転、内旋させ、疼痛を誘発させるものです。**股関節を屈曲・内**

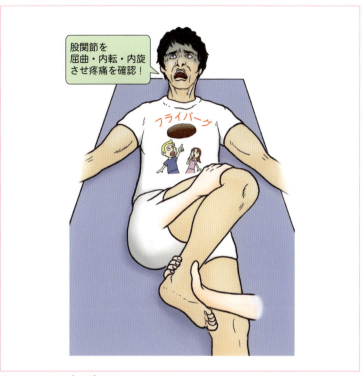

図57: フライバーグテスト

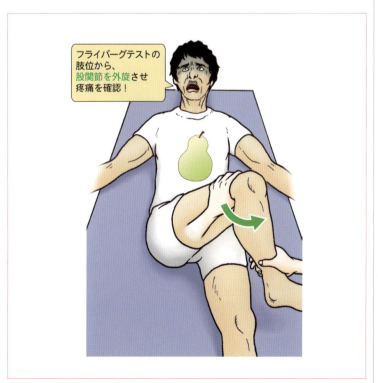

図58: 梨状筋痛を診るテスト

梨状筋症候群について

梨状筋と坐骨神経の関係[19]
一般的に、坐骨神経は約85％が梨状筋下孔を通過します。残りの約15％は高位分岐型と呼ばれ、総腓骨神経と後大腿皮神経が梨状筋を貫通するタイプです。非常にまれですが（約0.5％）、総腓骨神経が梨状筋上孔から出るタイプが有るようです。我々が徒手でこのタイプを判別することは困難です。

股関節障害

4. 股関節周辺疼痛を評価する

転することで、大殿筋、中殿筋、小殿筋、および梨状筋以外の外旋筋は伸張されます。これらの筋の伸張により梨状筋上孔・下孔は狭くなり、同時に上殿神経、下殿神経は牽引されますので、疼痛が誘発されます。ここで股関節を内旋することで坐骨神経にもさらに緊張を加えることができますから、より強い疼痛を誘発することになります。フライバーグテストも、梨状筋症候群の病態を理解していれば、検査技術の意味を理解することができるでしょう。

　ここで、私の臨床で行っている、ちょっとした工夫についてお話します。梨状筋症候群に対するフライバーグテストの感度には非常に高いものがありますが、殿部痛の原因が神経ではなく梨状筋自体が問題の場合には、少し注意が必要です。梨状筋は、股関節屈曲角度が大きくなると転子窩の位置が空間的に変化しますから、外旋筋から内旋筋へと機能的に切り替わります。したがって、フライバーグテストの際の梨状筋は、実は弛緩しており、梨状筋由来の疼痛は出現しにくいと考えています。梨状筋由来の疼痛を評価するには、フライバーグテスト肢位から股関節外旋を加えることが大切で、この際に疼痛が生じた場合には、梨状筋の筋性疼痛を疑っています（前ページ図58）。一方、上殿神経をはじめとする各種神経は、股関節の外旋により絞扼圧は減少し、牽引刺激も無くなりますから、神経由来の疼痛は出現しにくくなります。このように、関節機能解剖学に基づいたちょっとした工夫を加えることで、より詳細な評価が可能となります。

POINT!

フライバーグテストで疼痛が誘発される機能解剖学的な論理を理解しておきましょう。フライバーグテスト肢位から股関節外旋を加えると疼痛が誘発される場合は、梨状筋の筋性疼痛を疑います。

第2章
膝関節障害の評価とその解釈

第 2 章
膝関節障害の評価とその解釈

1. 変形性膝関節症の疼痛解釈

(1) 変形性膝関節症患者の疼痛はみんな同じ？

　膝関節の疼痛を主訴に医療機関を訪れる患者は、増加の一途をたどっています。膝関節痛を生じる疾患は数多くありますが、変形性膝関節症は、日常診療でもっともありふれた変性疾患です。**本邦において、症状を有する変形性膝関節症患者は 1000 万人、潜在的患者数（X 線画像上に何らかの変形を有する人）は 3000 万人とも言われており、運動器を扱う整形外科医をはじめ我々理学療法士にとっても避けては通れない疾患といえます。**変形性膝関節症は、膝関節を構成する軟骨が加齢にともなって摩耗し、疼痛、可動域制限、O 脚変形などが進行する疾患で、日常生活が徐々に制限されてきます。

　図 1 を見てください。ここには、変形性膝関節症の X 線画像を、病期ごとに並べて示しています。パッと見ただけでも、O 脚が徐々に進行している様子が見て取れます。O 脚の程度は大腿骨と脛骨とのなす角で把握しますが、詳細は後ほど解説します。**変形性膝関節症の進行度は、関**

POINT!
変形性膝関節症（膝 OA）の患者数の多さから、膝 OA の解剖学・機能解剖学に対する理解が必須であることがうかがわれます。

POINT!
6 段階に分類されている膝 OA の進行度の分類を、画像の特徴とともに覚えておきましょう。

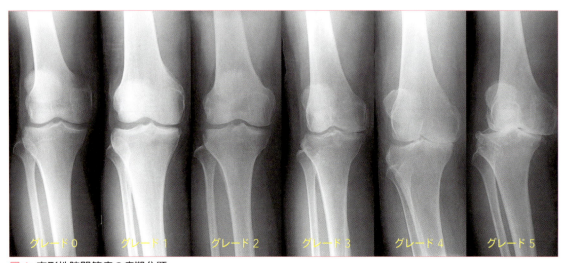

図 1: 変形性膝関節症の病期分類

節裂隙の狭小化の程度と、その他変形性変化を総合して6段階に分類されています。グレード0は、X線画像上は正常、グレード1は骨棘や硬化像を認めるが裂隙は保たれている、グレード2は3mm未満の関節裂隙の狭小化、グレード3は関節裂隙の閉鎖または亜脱臼、グレード4は荷重面の5mm未満の摩耗と欠損、グレード5は荷重面の5mm以上の摩耗と欠損とされています。

このように、変形性膝関節症と診断された患者は、基本的にグレードに応じた治療が提示されるわけですが、ここで基本に立ち返りましょう。そもそも、関節軟骨には神経血管はありません。「軟骨が摩耗して……云々」と言われていますが、軟骨が多少削れたとしても、そこに神経がなければ疼痛は生じないはずです。つまり、**グレード3未満の症例が感じている疼痛は、骨の疼痛ではなく、膝関節の不安定性に起因した、滑膜炎による疼痛、半月板周辺組織に由来する疼痛、膝蓋下脂肪体由来の疼痛、膝関節周辺軟部組織に由来する疼痛などが混在したものと考えるべきです。**滑膜炎に対しては、ヒアルロン酸注射を主体とした対応により炎症所見は一定期間で沈静化することが普通ですから、関節機能の改善を目的とした運動療法により、疼痛の軽減が得られる可能性が高いと考えられます。

一方、軟骨が消失しているグレード3以上の関節は軟骨下骨同士が擦れ合うわけですから、強烈な疼痛となります。さらに進行すると、微小骨折（microfracture）に由来した疼痛や骨髄圧由来の疼痛なども絡んできますので、人工膝関節置換術をはじめとした外科的治療以外に除痛することはできません。したがって、グレード3以上の変形性膝関節症に対しては、我々セラピストが対応できる術は極めて少ないと言わざるを得ません。このような症例に対する運動療法の目的は、予定されている手術が円滑に行われるために必要な機能を高めておくことに主眼が置かれます。このように、変形性膝関節症という疾患の疼痛は決して同じではなく、一種の「症候群」として捉えて対応する必要がありますし、この思考過程は若年者に生じる膝関節疾患においても大きく変わるものではありません。一つひとつ押さえていきましょう。

(2) 変形性膝関節症を診る際のX線画像評価

膝関節は、正座に代表されるような、広い可動域と体重を支える支持性とが要求される関節であり、日常診療の中でも、膝関節障害を扱う頻度は非常に多いのが現状です。特に、膝関節は、頭部から大腿まで

POINT!

膝OAグレード3未満は、多くが骨由来の疼痛ではないため、関節機能の改善を目的とした運動療法により疼痛の改善が可能です。

レントゲン分類

変形性膝関節症のレントゲン障害度分類には、K-L（Kellgren-Lawrence）分類が広く使用されています。その他にも、北海道大学式分類、腰野分類（横浜市立大学式）などがあります。最近ではMRIを用いた詳細な評価も行われています。これらの分類は、あくまでも変形の度合いをグレード分類したものであって、必ずしも臨床症状の程度を表したものではありません。レントゲンは重要な画像評価ですが、身体所見についての詳細な評価が基本であることを忘れないでください。

POINT!
膝OAのレントゲン指標であるFTA（大腿脛骨角）とミクリッツ線をしっかり覚えましょう。

POINT!
FTAは大腿骨軸と脛骨軸の成す角で、正常では175度と言われています。

の重さを狭い関節軟骨で支える必要があります。このような厳しい環境の中で、軟骨が徐々に破綻していく疾患が変形性膝関節症です。この疾患は、膝関節を構成する軟骨が、変性、摩耗することにより疼痛が出現するもので、高齢者の歩行能力を著しく低下させる重要な疾患です。そこで、**変形性膝関節症の症例を診る際に、必ず押さえておきたいX線画像評価の指標が2つ有りますので、それについて学んでいきましょう。**

図2を見てください。1つ目の指標は、前額面において**大腿骨長軸と脛骨長軸とにより形成される角度です。この角度は大腿脛骨角（femoro-tibial angle: FTA）と呼ばれています。**私たちヒトの大腿骨の近位部の構造は、骨頭からみて頚部を外側へと伸ばした位置に大転子があります。したがって、立位時の大腿骨は垂直軸に対して外側へと傾いています。一方、脛骨は、理論上は床に対して垂直に立っていますから、両者の関係は、生理的外反を呈することになります。**大腿脛骨角はこの位置関係を角度で表すもので、正常では175度とされています。**この角度が増大すると膝は内反膝となり、角度が減少すると外反膝となります。

大腿脛骨角は、大腿骨と脛骨との静的な位置関係を表す重要なX線画像所見ですが、荷重によってどの程度の動揺性がある膝なのかについて示しているものではありません。例えば、内反膝の症例では荷重自体が膝関節に内反トルクを加えますから、荷重の有無により大腿脛骨角が

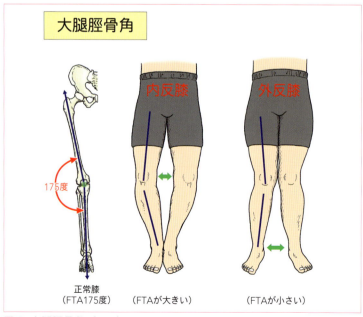

図2: 大腿脛骨角（FTA）

変化することが容易に想像できます。ここで、図3を見てください。これは、同じ症例の膝関節を、非荷重時と荷重時とで撮影したものです。非荷重時のX線画像では内側の関節裂隙が残存しているように見えますが、荷重時のX線画像では内側の関節裂隙は消失しています。加えて、荷重時の大腿脛骨角は、非荷重時のそれと比較すると、関節裂隙の消失とともに増加しているのが分かります。つまり、これら2つの条件で計測される大腿脛骨角の差が、荷重に伴う内反動揺性を示しているわけです。この、内反動揺性の程度をどうコントロールするかが、変形性膝関節症に対する運動療法のポイントの一つとなります。

2つ目の指標は、ミクリッツ線（Mikulicz line）と呼ばれるものです。次ページの図4を見てください。立位で下肢全体が写るように撮影したX線画像を用いて、**大腿骨頭の中心と距腿関節の中心とを直線で結んだ線がすなわち荷重線であり、これをミクリッツ線と呼んでいます。**大腿脛骨角が175度の正常膝では、ミクリッツ線は膝関節のほぼ中央を通過しますから、大腿骨はぶれることなく側方安定性が維持されます。側方安定性が得られた膝関節では、内側ならびに外側の軟骨に均等な荷重がかかることになりますから、軟骨自体も長持ちするわけです。一方、大腿脛骨角が増加した内反膝では、ミクリッツ線は膝関節の内側を通過し、程度によっては荷重線が関節を越えて内側を通過することになります。そのため、大腿脛骨関節の内側の軟骨には常に強大な圧縮応力が作用することになりますから、加速度的に軟骨変性が進行し、それに伴

POINT!

ミクリッツ線は大腿骨頭の中心から足関節中心を結んだ線で、下肢の荷重線です。FTAが正常な場合、ミクリッツ線は膝関節のほぼ中央を通過します。

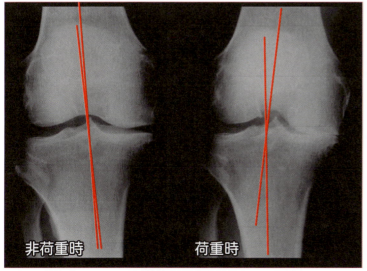

図3: 大腿脛骨角（FTA）を指標とした荷重時の動揺性の評価

膝の変形

膝の前額面上での変形には、内反変形（O脚、O-bein: オーバイン）、外反変形（X脚、X-bein: エックスバイン））、複合変形（風に吹かれた変形；ウィンドスウェプト（windswept）変形）があります。ウィンドスウェプト変形は、片方が内反変形を、反対側が外反変形を呈するものです。

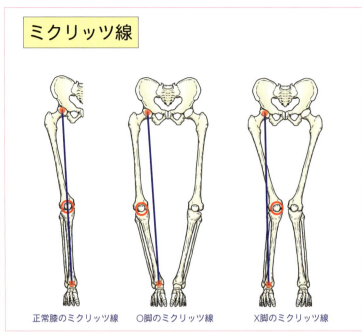

図4: ミクリッツ線（Mikulicz line）

い膝関節の内反動揺性は増大していきます。逆に、大腿脛骨角が減少した外反膝では外側の軟骨への負荷が増しますから、外反動揺性が増大することになります。

右ページの図5を見てください。このイラストは、膝のスラスト現象（thrust phenomenon）を表しています。**変形性膝関節症患者の歩行中に観察されるスラスト現象は、ミクリッツ線が膝関節の中央を通過していないために生じる重要な所見です。**ミクリッツ線が内側を通過している症例では、膝関節を中心として、荷重の度に大腿骨と脛骨がしなるように内反動揺しますが、見た目には「膝が外側に変位する」ように観察されます。この現象を外側スラスト（lateral thrust）と呼んでいます。逆に、ミクリッツ線が外側を通過している症例では、「膝が内側に変位する」ように観察されますから、内側スラスト（medial thrust）と呼ばれます。膝関節自体に生じている動揺性の方向（内反、外反）とスラストの方向（外側、内側）が逆に表現されることになりますから、混乱しないようにしてください。

変形性膝関節症に対する手術療法では、人工関節置換術にしても脛骨高位骨切り術にしても、大腿脛骨角とミクリッツ線の通過位置を十分に考慮した上で骨切り計画が行われていることを理解しておいてください。

POINT!

スラスト現象は、見た目による膝の横ブレの方向と、膝関節に実際に生じている横ブレ（スラスト、動揺）の方向が逆になります。

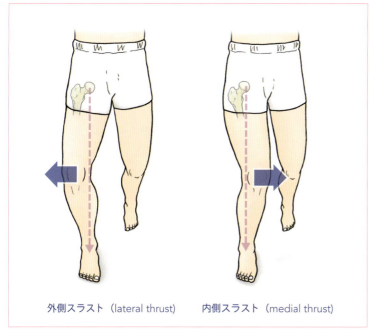

外側スラスト（lateral thrust）　　内側スラスト（medial thrust）

図 5: スラスト（thrust）現象

(3) 膝関節の腫脹を徒手で評価する

　変形性膝関節症患者の症状の一つに、膝関節水腫があります。膝関節水腫とは、一般に言われる「膝に水がたまった」と表現される現象で、疼痛との関連が大きい症状です。膝関節の滑膜に炎症が生じると、滑膜炎自体の疼痛とともに滑液が過剰に産生されます。図6を見てください。滑膜は、膝関節包の内面を裏打ちしていますので、生成される滑液は関節内に貯留することになります。この状態を、膝関節水腫と呼んでいます。

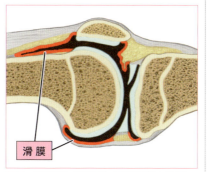

図 6: 膝関節矢状断面に見る滑膜の位置

関節水腫の存在自体が関節内圧を高めますから、この内圧上昇に付随して膝関節痛が生じます。この場合、患者はできるだけ疼痛が少ない肢位、つまり関節内圧が最も低い軽度屈曲位を呈し、完全伸展位をとろうとしません。膝関節水腫を適切に把握することは、疼痛をコントロールする上で極めて大切です。ここでは、徒手を用いた関節水腫の評価を解説していきます。

撮影方法

　膝関節における撮影方法の代表的なものに、ローゼンバーグ法とホルムラッド法（顆間窩撮影法）があります。どちらの撮影方法も立位かつ膝屈曲位で後方より撮影します。屈曲角度等の条件は違いますが、ローゼンバーグ法は関節裂隙の狭小化をより反映しやすい方法で、ホルムラッド法は膝前十字靭帯（ACL）損傷の危険因子を判断するための方法とされています。

POINT!

関節水腫の存在は関節内圧を高めます。水腫量の上昇に伴い、膝関節痛みが生じます。

関節液

膝の関節液（滑液）は、正常で1〜4ml程度と、滑膜の表面が濡れる程度の量ですが、炎症が起こると、多い時は100mlほども穿刺されることがあります。ヤクルト1本が65mlですので、膝の炎症により、いかに多くの関節液が貯まるかが分かります。関節液はプロテオグリカンと言われる高分子複合体で構成されています。流行りのヒアルロン酸やコンドロイチンもその成分の一つです。保水効果が高く、軟骨の弾力性もこれらの作用が関与しています。

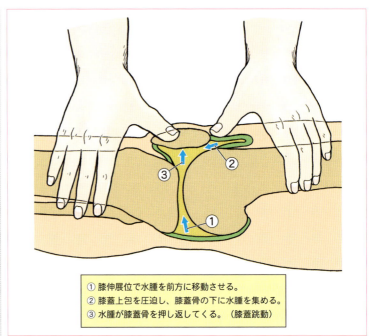

① 膝伸展位で水腫を前方に移動させる。
② 膝蓋上包を圧迫し、膝蓋骨の下に水腫を集める。
③ 水腫が膝蓋骨を押し返してくる。（膝蓋跳動）

図7: 膝蓋跳動の確認方法

　図7のイラストを見てください。ここでは、膝蓋跳動という現象を確認しながら、関節水腫を評価しています。膝蓋跳動は、患者の膝関節を伸展位で評価します。膝関節を伸展位にすることで関節包の後方が緊張しますから、膝関節後方に貯留した水腫は前方に移動し、膝蓋上包に溜まってきます。次に、検者は、水腫を関節内へと戻す要領で、膝蓋上包部を軽く圧迫し、膝蓋骨の下に多くの水腫を集めます。ここで、膝蓋骨を関節内に向かって押すと、関節内水腫が膝蓋骨を押し返しますから、あたかも膝蓋骨が飛び跳ねるような現象を確認することができます。この現象のことを「膝蓋跳動」と呼んでいます。この膝蓋跳動が顕著な場合には、整形外科医による関節穿刺が行われます。

(4) 膝関節の腫脹を超音波で評価する

　膝蓋跳動が明らかで、関節水腫が顕著な場合には、整形外科医による穿刺処置が行われます。しかしながら、関節水腫の程度が軽度な場合では、明らかな膝蓋跳動は確認できません。膝蓋跳動が認められないからといって、関節水腫が無いわけではありません。目の前の患者に対して、水腫に対する圧迫処置（ドレッシング処置）を継続すべきかどうかについて、セラピストは判断する必要があります。このような時には、超音波画像診断装置を用いて関節水腫の評価を行うと、その存在や程

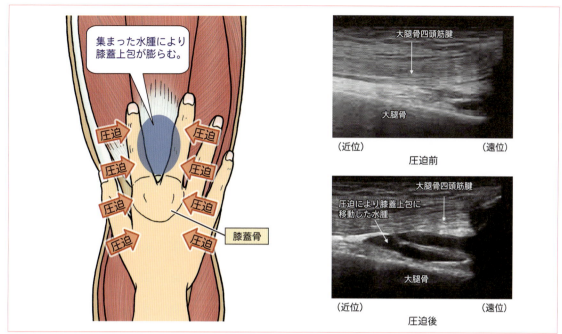

図8: 超音波を利用した関節水腫の確認

度を把握することができます。図8を見てください。これは、腫脹した膝関節を超音波で観察した様子です。プローブを膝蓋上包部にあて、水腫を膝蓋上包に集めるように膝関節の全体を圧迫します。すると、圧迫により集まってきた水腫が膝蓋上包へと流入し、膨らんでくる現象を、リアルタイムに観察することができます。膝蓋跳動では確認できない軽度な水腫の把握に、超音波観察は有効です。超音波で確認できる程度の水腫を私は「隠れた水腫」と呼び、圧迫処置を継続するように指導しています。

(5) 内側半月板の亜脱臼障害に起因する疼痛を評価する

　変形性膝関節症の症例の圧痛を丹念に確認していると、様々な部位で疼痛を確認できます。「自分の指で押さえた指の下には何があるのか?」について確実に把握していれば、その多くで治療対象となる組織を抽出することができます。興味深いところでは、内側半月板が内側側副靱帯と一致する場所で、内側側副靱帯の圧痛を確認することができます。この病態については、内側半月板の亜脱臼障害が関連していることが、戸松により明らかにされています。次ページ図9の超音波画像は、内反膝で内側半月板の亜脱臼がある症例です。

　内反膝に内側半月板の亜脱臼が存在することは以前から指摘されていましたが、臨床症状との関連については不明のままでした。戸松は、内側

半月板の亜脱臼が確認できる症例を対象に、関節内注射を行った群と内側半月板により圧排されている内側側副靱帯にピンポイントで注射した群との疼痛の変化を、超音波画像診断装置を用いて比較検討しました。その結果として、内側側副靱帯に注射した群で早期に疼痛が軽減することを明らかにしました。すなわち、**膝の内反動揺性に伴う内側半月板の亜脱臼は、内側側副靱帯を深部より圧排し、その結果、靱帯由来の疼痛が発現するということです。**では、このような病態はどのように評価したらよいでしょうか。

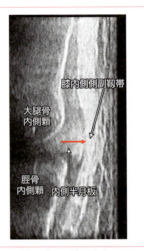

図9: 内側半月板亜脱臼障害

POINT!
内側半月板の亜脱臼は、内側側副靱帯と内側半月板が重なる位置に疼痛を生じます。

① 内側半月板亜脱臼障害に対する疼痛誘発テスト

内側半月板の亜脱臼の程度は、膝関節内反の程度と内側側副靱帯の緊張により変化します。膝関節に作用する内反負荷は、大腿骨内側顆の圧迫を通して内側半月板を押し出す一方で、それを抑え込むべき内側側副靱帯の緊張は低下していますから、内側半月板の内方突出は大きくなります。逆に、膝関節に対する外反負荷は、内側関節裂隙の開大とともに内側側副靱帯が緊張し、内側半月板を押し込みます。**このメカニズムを用いた、著者オリジナルの疼痛誘発テストを紹介します。**右ページの図10を見てください。**患者を背臥位とし、検者側の膝関節を90度屈曲位にします。検者は、内側半月板と一致する部位で、内側側副靱帯の圧痛を確認します。同じ圧で同部を押したまま股関節を開排すると、膝関節への内反負荷を加えることになりますので圧痛が増強します。**その後、股関節を内転・内旋位とすることで膝関節は外反位となりますから、内側半月板は整復され圧痛は軽減します。このような所見が得られる場合は内側半月板の亜脱臼に起因した疼痛と考え、確実な屈曲拘縮の改善とともに各種の運動療法を展開していきます。

POINT!
著者オリジナルの疼痛誘発テストにより、内側半月板と一致する部位で内側側副靱帯の圧痛を確認することができます。

② テーピングを利用した疼痛軽減テスト

次に、テーピングを用いた疼痛軽減テストについて解説します。この

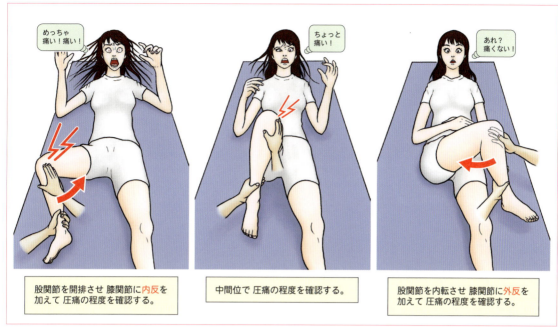

図10: 内側半月板亜脱臼障害に対する疼痛誘発テスト

　病態は内側半月板が内方突出することに起因していますので、立脚時に内側半月板を内方より関節内へと押し込む力を作用させれば、疼痛が軽減するはずです。テーピングによりこの状況を再現し、疼痛が軽減するが否かを評価します。

　次ページの図11を見てください。使用するテープは伸縮性のあるものを使います。テープかぶれが予想される場合には、アンダーラップを使用してください。テープは下腿の後外側から貼り、少し引っ張りながら膝関節前面を通過し、内側半月板と内側側副靱帯を抑え込むように後方へと巻き上げます。膝関節の後方を通過する部分ではテープの緊張を少し高め、その後は緊張を緩めながら、大腿部へとらせん状に巻き上げます。このように巻きつけた状態で膝関節を伸展すると、テープは膝窩部で伸張されます。その張力が内側を通過させたテープを緊張させ、内側半月板を関節内へと押し込むように作用します。

　テーピング後に膝の屈伸や歩行を行わせ、膝関節痛の軽減を認める場合は、内側半月板の亜脱臼障害に起因した疼痛が強く疑われます。

(6) 膝蓋下脂肪体に起因する疼痛を評価する

　変形性膝関節症の症例をみていますと、歩行では疼痛はないものの、

一般的に、テーピングには「固定」のイメージがありますが、エラスティックテープを使用することで、関節運動を制御することが可能となります。下腿の回旋不安定性を伴う変形性膝関節症では、テーピングを用いて動揺性を制動するだけでなく、筋線維方向に沿ってテープを貼付することで、筋活動の活性化も可能です。疼痛のコントロール以外にも、筋力トレーニングや各種の関節機能評価に威力を発揮します。

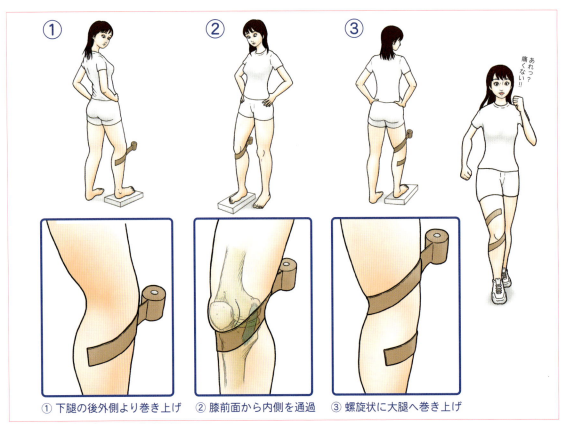

図11: テーピングを用いた疼痛評価
① 下腿の後外側より巻き上げ　② 膝前面から内側を通過　③ 螺旋状に大腿へ巻き上げ

階段を下りる際の疼痛や、しゃがみ込み動作の際の疼痛を強く訴える例に多く遭遇します。その疼痛は膝関節前面に訴えるのですが、患者は疼痛部位をピンポイントで示すことができず、これといった圧痛所見を見つけることができない不思議な症状です。近年、このようなはっきりしない膝関節前面痛を発生する組織として、膝蓋下脂肪体が注目されています。

①膝関節前方に存在する脂肪体

右ページの図12を見てください。ここでは、膝関節の矢状断面のイラストを通して、膝関節周辺に存在する脂肪組織の位置を示しています。膝蓋下脂肪体（infrapatellar fat pad；①）は、関節包内、滑膜外に存在する脂肪組織です。ここには、大腿神経、閉鎖神経などの神経終末が分布することが明らかにされており、疼痛を発生させる組織であることが分かっています。膝蓋下脂肪体と膝蓋靱帯との間には、深膝蓋下滑液包があります。深膝蓋下滑液包を介した膝蓋下脂肪体の機能に

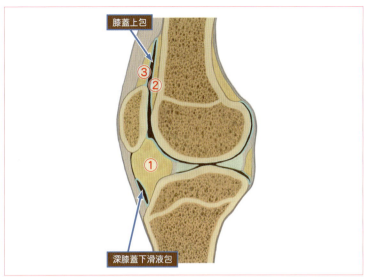

図12: 膝関節周辺の脂肪体

は、非常に興味深いものがあります。詳細は後ほど説明しますので、ここでは解剖学的位置関係のみ押さえておいてください。ちなみに、大腿骨前脂肪体（prefemoral fat pad; ②）は、膝蓋上包と大腿骨との間に存在しています。膝関節屈伸運動時の膝蓋上包の滑りを円滑化しており、膝関節拘縮との関連性が強い脂肪組織です。膝蓋骨上脂肪体（suprapatellar fat pad; ③）は、膝蓋骨上端および膝蓋上包の前面並びに大腿四頭筋腱の遠位後面で形成される三角形を埋めるように存在しています。その機能は、膝蓋上包とともに大腿四頭筋腱の滑り機能を高めることや、大腿骨と膝蓋骨との間で生じる膝蓋上包のインピンジメントを予防しているとされています。

　膝蓋下脂肪体を解剖書で調べると、図12に示すように、全てと言っていいほど、膝関節伸展位の状態でその形態が描かれています。では、膝関節を屈曲した時の膝蓋下脂肪体は、一体どうなっているのでしょうか。次ページの図13を見てください。これは、深屈曲の肢位でMRI撮影した画像です。これを見れば一目瞭然ですが、膝蓋下脂肪体は屈曲とともに膝蓋靭帯により後方へと押し込まれ、膝蓋骨と前十字靭帯（ACL）との間に介在しています。屈曲角度が大きくなればなるほど、膝蓋骨は関節内への圧排ストレスを増大させますから、膝蓋下脂肪体はその圧力を自身の形態を機能的に変形させて緩衝させているのです。つまり、**しゃがみ込みや正座などの姿勢では、膝蓋下脂肪体は、膝蓋骨から強い圧迫を常に受けている状態となり、膝蓋下脂肪体にとってはス**

POINT!

膝関節の伸展位付近と深屈曲位で、膝蓋下脂肪体は押しつぶされるように変形します。

1. 変形性膝関節症の疼痛解釈

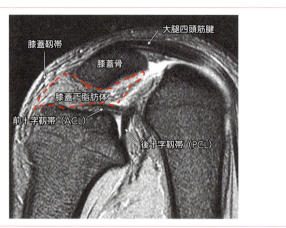

図 13: 深屈曲時の膝蓋下脂肪体

トレスにさらされた、かなりつらい状態と考えられます。また、伊達[39]は、膝蓋下脂肪体に造影剤を注入した状態で膝関節屈曲角度を変化させ、その形態を観察しています。それによると、膝関節の伸展位付近と深屈曲位で、膝蓋下脂肪体は押しつぶされるように変形することが分かりました。どうやら、階段降段時痛やしゃがみ込み時痛と、何らかの関係がありそうです。

②疼痛増幅装置（pain generator）としての膝蓋下脂肪体

膝蓋下脂肪体と疼痛との関連を示す報告を紹介します。右ページの図 14 を見てください。このイラストは、Scott[40] の報告をまとめたものです。彼は、ヒトの膝を用いて、以下のような実験をしました。関節内に麻酔をかけない状態で、膝関節内の組織（軟骨、半月板、十字靱帯、膝蓋下脂肪体など）を刺激し、その時感じる疼痛レベルを、0（何も感じない）から 4（とても痛い）で判定し、その疼痛地図を作成しました。これによると、膝蓋下脂肪体だけがレベル 4、次に前十字靱帯（ACL）の付着部、膝蓋上包であったとしています。つまり、膝蓋下脂肪体は、疼痛を非常に受容しやすい組織であることが分かります。

Jason[41] は膝蓋下脂肪体障害について体系的にまとめた論文の中で、膝蓋下脂肪体が炎症という状況に置かれると、脂肪体内にある substance-P positive nerve（疼痛受容神経の一種）の感受性が高まり、疼痛が増幅されることを証明しました。このような背景から、膝蓋下脂肪体は、疼痛増幅装置（pain generator）と称されるようになりました。

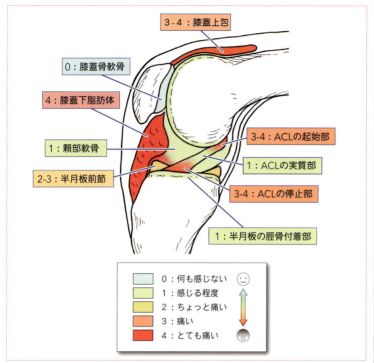

図 14: 膝関節内組織の疼痛感度

③膝蓋下脂肪体の内圧と体積との関係

　組織に作用する圧力と疼痛とは、非常に密接な関係があります。例えば、ある組織が挟み込まれて体積が縮小すると、組織の内圧は高まります。この、内圧の上昇が、すなわち疼痛の要因であり、臨床的にはインピンジメントに付随した疼痛が該当します。膝蓋下脂肪体に由来した疼痛も、体積と内圧との関係に注目して考えると、非常に理解しやすいと思います。この裏付けとなる論文が、Michael[44]により報告されました。次ページの図15を見てください。ここでは、膝蓋下脂肪体の体積と内圧との関係が、膝関節屈曲角度によってどのように変化するかが示されています。膝蓋下脂肪体の体積が大きいときには膝蓋下脂肪体の内圧は低く、体積が縮小したときには内圧が高まっていることが分かります。特に、膝関節完全伸展位で体積は最も縮小（平均 20 ± 8ml）し、内圧は屈曲1.5度で最大値（390 ± 221mbar）を呈することが分かりました。つまり、膝関節伸展位付近で、膝蓋下脂肪体は周囲から圧排され、その結果として内圧が上昇することが想像されます。この結果は、膝蓋下脂肪体に造影剤を注入してその形態を観察した伊達の報告を支持するものです。同時に、階段降段時の疼痛は、支持脚の膝を屈曲した瞬間

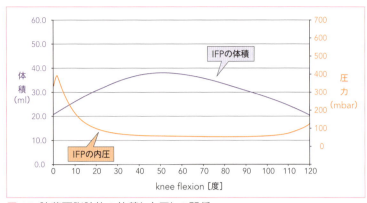

図15: 膝蓋下脂肪体の体積と内圧との関係

に生じます。Michaelが示した膝蓋下脂肪体の内圧が最大となる屈曲1.5度に、見事に一致した結果となっています。階段降段時痛の原因は、どうやら膝蓋下脂肪体の内圧変動に起因しているようです。ちなみに、この報告では120度以上屈曲したデータが示されていませんが、脂肪体の体積は減少していますので、内圧は上昇することが予想されます。

④膝蓋下脂肪体の疼痛誘発テスト

膝蓋下脂肪体の体積減少と内圧上昇が、疼痛発生に強い関連があることを先に述べました。このことを理解したうえで、疼痛誘発テストを紹介します。

膝蓋下脂肪体由来の疼痛を把握するテストとしては、Jasonの誘発テストが簡便かつ理にかなっています。このテストを理解するために、図16をみてください。患者の膝関節を軽度屈曲位とし、セラピストは膝蓋靭帯部を前方より母指で圧迫します。点で膝関節痛は確認できませんが、圧迫したまま他動的に膝関節を伸展すると疼痛が誘発されます。臨床の

低侵襲と脂肪体

日本発の医療機器は数多く存在しますが、その代表格の機器に関節鏡があります。関節内を小さな穴から処理できますから、膝だけでなく様々な関節で鏡視下手術が行われています。手術創は確かに僅かではあるものの、膝関節に関して言えば、膝蓋下脂肪体を貫通して関節内に侵入し手術が行われますので、膝蓋下脂肪体には術後瘢痕とともに周辺組織との癒着が必ず発生します。膝関節の鏡視下手術が行われた症例を診る際には、膝蓋下脂肪体に注目した臨床評価が大切です。

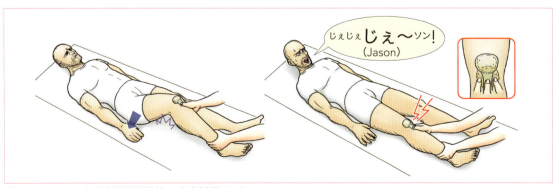

図16: Jasonによる膝蓋下脂肪体の疼痛誘発テスト

中で私もよく使用しますが、非常に感度よく疼痛が確認できる印象を持っています。セラピストが膝蓋靱帯の外側で圧迫すれば、膝蓋下脂肪体の外側に起因した疼痛を誘発できますし、膝蓋靱帯の内側で圧迫すれば、膝蓋下脂肪体の内側に起因した疼痛を誘発できます。

このテストは、膝蓋下脂肪体の内圧が、膝関節伸展位付近で高まる事実に基づいたものです。セラピストによる膝蓋下脂肪体の圧迫と膝の他動伸展とを合わせることで、膝蓋下脂肪体の内圧をさらに高め疼痛を誘発するものです。理屈と技術とがマッチした非常に有用な徒手検査です。

POINT!
Jasonの誘発テストは、膝蓋下脂肪体の内圧を高めることで疼痛を誘発させるテストです。

2. 膝関節靱帯損傷の評価

(1) 大腿脛骨関節における転がり滑り運動

私たちヒトの膝関節は、大きく分けて、大腿脛骨関節と膝蓋大腿関節とによって構成されています。その基本は、あくまでも大腿脛骨関節であり、体重の支持と大きな可動域という、相反した機能を実にうまくコントロールしています。

図17を見てください。このイラストは、大腿脛骨関節における基本的な骨運動を示しています。**大腿脛骨関節における屈曲運動は、脛骨に対して大腿骨が、ボールが転がるように回転する「転がり（rolling）運動」と、氷の上でタイヤがスリップするように回転する「滑り（sliding）運動」とが、上手く作用した複合運動です。**

ここで、膝関節の屈曲運動が、転がり運動のみで行われた場合につ

POINT!
大腿脛骨関節は、「転がり滑り運動」という複合運動により屈曲します。転がり運動のみでは大腿骨が脱臼し、滑り運動のみでは大腿骨と脛骨が衝突してしまいます。

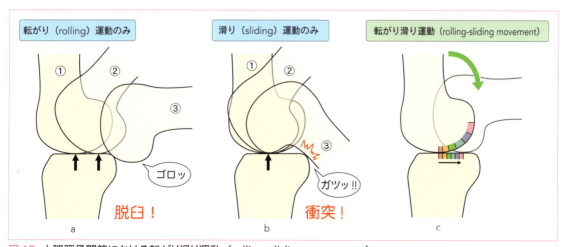

図17: 大腿脛骨関節における転がり滑り運動（rolling-sliding movement）

いて考えてみます（前ページ図17a）。大腿骨関節面を構成する軟骨の長さは、脛骨の関節面の長さより明らかに長いです。そのため、脛骨に対してそのまま転がり続けると、大腿骨は脛骨より後方へと転がり落ち、脱臼することになります。

　では、滑り運動のみで屈曲運動を行った場合はどうでしょう（前ページ図17b）。イラストにもあるように、ある一定の屈曲角度で脛骨の後縁と大腿骨の顆上部が衝突し、それ以上の屈曲角度を得ることができなくなります。

　つまり、正常な膝関節では、屈曲初期に転がり運動を中心に行うことで大腿骨と脛骨の接点を後方に移動させ、その後は滑り運動を中心に回転することで正座をはじめとする大きな可動域を得ていることになります（前ページ図17c）。屈曲初期において、転がりながら大腿骨と脛骨との接点を後方へと移動させる機能のことを、特別に「ロールバック機構（roll-back mechanism）」と呼んでいます。逆に、膝関節を伸展する場合には、大腿骨は前方へと転がりますから、脛骨に対する接点を前方へと移動させるとともに滑り運動が関与することで、円滑な伸展運動が行われるわけです。この機能のことは、「ロールフォワード機構（roll-forward mechanism）」と表現することができます。

　では、大腿骨の滑り運動は何によって誘導されているのでしょうか。右ページの図18を見てください。膝関節の中には、前十字靱帯（ACL）と後十字靱帯（PCL）があります。前十字靱帯は脛骨の前方と大腿骨の後方とをつなぎ、後十字靱帯は脛骨の後方と大腿骨の前方とをつないでいます。靱帯は筋肉と違って伸び縮みしませんから、2つの骨の位置関係が一定の距離を常に保つように機能しています。膝関節を屈曲しますと、ロールバック機構により、脛骨に対し大腿骨は後方へと移動していきます。大腿骨の後方移動は前十字靱帯により制動されていますので、前十字靱帯が緊張した時点でそれ以上の後方移動はできません。つまり、その後の回転運動はすべて滑り運動へと変換されます。膝関節伸展運動では、大腿骨はロールフォワードしていきますが、後十字靱帯が緊張した時点でそれ以上の前方移動は制動され、滑り運動が誘導されます。このように、骨運動のコントロールには、骨自体が持つ特有な形態以外に、十字靱帯がその調整役として関与しています。逆に、この調整役の破綻は、関節不安定性の根源と言っても過言ではありません。

靱帯と骨形成

靱帯は関節の安定性を担保する組織と思われがちですが、同様に、重要な役割が骨形成と運動誘導です。Kapandji[45]らが作図した交叉4棒連結モデルから分かるように、靱帯と骨形成には深い関係があります。胎生10週で関節裂隙が形成される前に十字靱帯は存在しており、骨形成に深く関与することがTillmann[46]により示唆されています。

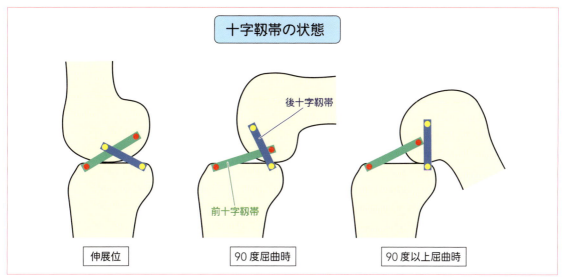

図18: 筋皮神経の解剖学的特徴

(2) スクリューホームムーブメントについて

　私たちヒトの膝関節を屈伸したときの脛骨の運動軌跡は、矢状面上に一致した運動ではありません。**ヒトの膝関節は、屈曲に伴い下腿は自動的に内旋し、伸展とともに外旋します。この現象を、スクリューホームムーブメント（screw home movement）と呼んでいます。**ここでは、スクリューホームムーブメントが生じる要因について整理していきましょう。

　図19を見てください。このイラストは、膝関節屈伸軸の特徴について示しています。大腿骨の長軸は垂線に対して外側に傾斜していますから、脛骨関節面と適合するためには、内側顆が大腿骨外側顆に対して一回り大きくなることが必要です。そのため、膝関節の屈伸軸は外側上顆と内側上顆とを結んだ線で規定されますから、一回り大きい内側顆の中心にある内側上顆の位置は、外側上顆に対して上方かつ後方に位置していま

 POINT!

屈曲に伴い下腿が内旋するのがスクリューホームムーブメントです。

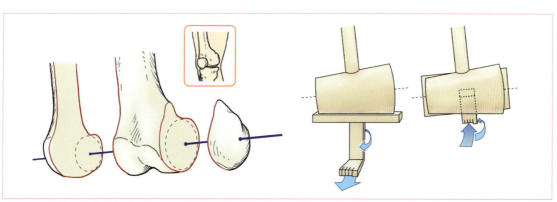

図19: 膝関節屈伸軸の特徴

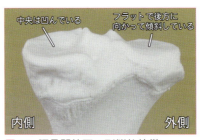

図20: 脛骨関節面の形態的特徴
（後方から見た写真）

す。この傾斜した屈伸軸で膝関節を動かした場合、屈曲とともに脛骨は大腿骨に対して内旋し、伸展とともに脛骨は外旋することになります。

次に、図20 を見てください。この写真は、右の脛骨関節面を後方から見たものです。内側と外側の関節面の形の違いをよく観察すると、内側の関節面は中央が凹んでいるのに対して、外側の関節面はフラットで、しかも、後方に向かってなだらかに傾斜していることが分かります。つまり、この関節面の形態の違いがあることで、大腿骨のロールバックの距離に違いが生じます。中央が凹んだ内側の関節面では、大腿骨の回転運動の支点が比較的形成されやすいため、転がり（rolling）運動に比べて滑り（sliding）運動の割合が多くなります。

一方、フラットかつ後方傾斜をもつ外側の関節面では、支点が得られにくく、転がり（rolling）運動の割合が多くなります。このことは、図21 を見るとイメージしやすくなります。転がり（rolling）運動が大腿骨と脛骨との接点の移動距離を決めますから、膝関節屈曲運動に伴う大腿骨顆部のロールバックの距離は、外側顆で大きくなることが分かります。つまり、膝関節屈曲運動に伴って、外側顆の後方移動が内側顆に対し

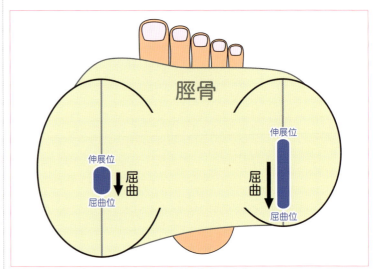

図21: 脛骨関節面に対する大腿骨接触位置の変化
（文献47を参考に作図）

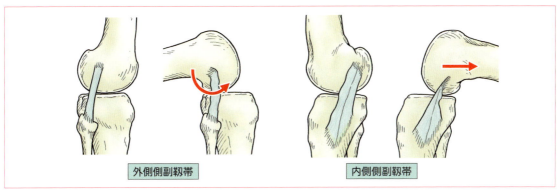

図 22: 膝関節屈曲に伴う内側側副靱帯と外側側副靱帯の緊張の違い

て大きくなるため、下腿は内旋することになります。この内容については、2004 年に Pinskerova[47] が報告していますので、確認しておくといいでしょう。

　最後に、図 22 を見てください。このイラストは、内側側副靱帯（MCL）と外側側副靱帯（LCL）の、屈曲に伴う緊張の変化を模式化したものです。LCL は外側上顆から遠位後方へと走行していますから、屈曲に伴う外側顆のロールバックにより、2 点間の距離は狭まり緊張がなくなります。一方、MCL は遠位前方へ走行し、また、幅のある線維束ですから、屈曲に伴い前方部を巻き取りながら緊張を保ちつつ、ロールバックに伴う後方移動により、MCL の緊張を維持することになります。この LCL と MCL の緊張の違いが、大腿骨顆部の運動を転がり（rolling）優位とするか、滑り（sliding）優位とするかを決めることになります。緊張が低下する外側顆では転がり（rolling）優位となり、緊張がキープされる内側顆では滑り（sliding）優位となります。結局、下腿は、屈曲に伴い自動的に内旋する事になります。

(3) 膝関節を構成する靱帯の機能

　膝関節の安定性に関与する靱帯には、前十字靱帯、後十字靱帯、内側側副靱帯、外側側副靱帯の 4 本があります。

　次ページの図 23 を見てください。**前十字靱帯は、大腿骨顆間窩の後外側から脛骨前顆間区へと扇状に広がる靱帯で、その走行により下腿の前方不安定性を強力に制動します。後十字靱帯は、大腿骨顆間窩前内側から脛骨後顆間区へと広がる靱帯で、その走行により下腿の後方不安定性を強力に制動します。** 前十字靱帯および後十字靱帯の、内反・外

スクリューホームムーブメントの値

健常膝の屈曲に伴い下腿が内旋するのがスクリューホームムーブメント（SHM）ですが、生体膝と屍体膝とでは、回旋の程度や軌跡が違うと言われています。人工膝関節置換術（TKA）や変形性膝関節症では破綻していることも多く、時には外旋することもあると言われています。どのような膝で計測したのかにより数値が変わってくることを理解しておきましょう。

POINT!

前十字靱帯は下腿の前方不安定性を、後十字靱帯は下腿の後方不安定性を強力に制動します。

POINT!
内側側副靱帯は下腿の外反不安定性を強力に制動するとともに前方不安定性を若干制動する役割も持っています。

POINT!
外側側副靱帯は下腿の内反不安定性を強力に制動するとともに後方不安定性を若干制動する役割も持っています。

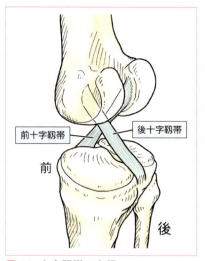

図23: 十字靱帯の走行

反に対する制動は、靱帯自体が関節の中心に位置するため、ほとんど無いと考えてよいと思われます。

図24を見てください。**内側側副靱帯は、大腿骨内側上顆からやや前方に向かい脛骨近位内側へと走行する帯状の靱帯です。膝関節内側を幅広く支持しますから、下腿の外反不安定性を強力に制動します。また、近位から遠位に向かい前方へと走行することから、前方不安定性を若干制動する役割も持っています。** 内側側副靱帯の深層線維は内側半月板と強く結合します。つまり、内側側副靱帯は、内側半月板の安定性にも関与する特殊な靱帯です。

　外側側副靱帯は、大腿骨外側上顆から後方へ向かい腓骨頭へと至る紐状の靱帯です。膝関節の外側を支持する靱帯ですから、下腿の内反不安定性を強力に制動します。また、近位から遠位へ向かい後方へと走行することから、後方不安定性を若干制動する役割もあると言われています。 膝関節屈伸に伴う緊張は、伸展位で最も高く、屈曲に伴い弛緩していきます。このことは、大腿骨外側顆のロールバックの距離が大きいこととも関連しています。

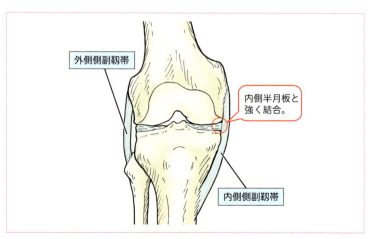

図24: 側副靱帯の走行

(4) 下腿回旋不安定性に対する制御機構

図25を見てください。下腿に内旋負荷を加えると、内側側副靱帯および外側側副靱帯とも遠位の付着点が起始部方向に近づきますから、内旋運動を制動する役割はありません。一方、十字靱帯は互いが巻き付くように緊張しますから、前十字靱帯と後十字靱帯とが協力して下腿の内旋制動を行うことが分かります。

次に、図26を見てください。下腿に外旋負荷を加えた場合では、

靱帯の空間的位置関係

前十字靱帯（ACL）と内側側副靱帯（MCL）は、後上方から前下方へ空間的に走っており、共同して下腿の前方移動を制御しています。また、後十字靱帯（PCL）と外側側副靱帯（LCL）は、前上方から後下方へ走行しており、下腿の後方移動を制御しています。そのため、十字靱帯と同じように、内・外側側副靱帯は空間的に交叉しているといえます。

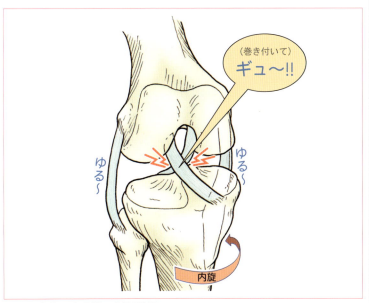

図25: 内旋不安定性の制御機構

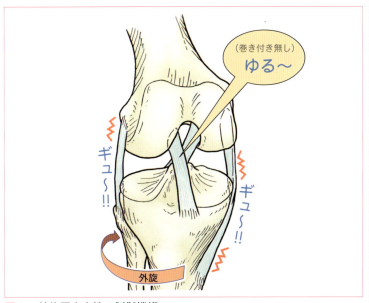

図26: 外旋不安定性の制御機構

2. 膝関節靱帯損傷の評価 | 79

十字靱帯の巻き付きが無くなり緊張が低下します。一方、内側および外側側副靱帯は、遠位付着点が遠ざかりますから、互いに緊張し外旋を強く制動します。このように、膝関節を構成する4本の靱帯は、互いに協力しながら回旋不安定性を制動しているのです。

⑸ 前十字靱帯の安定性を診る徒手検査

前十字靱帯損傷に対する徒手検査としてはいくつか報告がありますが、臨床でよく使用されているのは、前方引き出しテスト、ラックマンテスト（Lachman test）、ピボットシフトテスト（pivot shift test）、ジャークテスト（Jerk test）の4つです。前方引き出しテストとラックマンテストは、主に脛骨の前方不安定性を評価し、ピボットシフトテストとジャークテストは、主に回旋不安定性を評価しています。以下にその方法を簡単に説明していきます。

図27を見てください。この図は、前方引き出しテストの実施場面を示しています。患者を背臥位にして膝関節を90度屈曲位とし、患者の足部に検者のお尻を乗せ固定しておきます。患者の下腿の近位部を後方より把持し、そのまま前方に引き出します。エンドポイント（endpoint; 靱帯が緊張し骨の移動が制動される手応え）を感じなければ陽性です。

POINT!
前十字靱帯損傷では、前方引き出しテストやラックマンテストで主に脛骨の前方不安定性を、ピボットシフトテストやジャークテストで主に回旋不安定性を評価します。

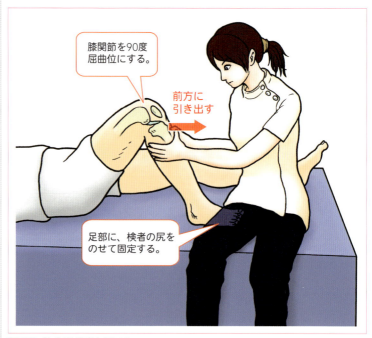

図27: 前方引き出しテスト

図28を見てください。この図は、ラックマンテストの実施場面を示しています。患者を背臥位にして、膝関節を15～20度屈曲位とします。他方の手は大腿遠位を押さえた状態で、もう一方の手で下腿の近位部を前方に引き出します。エンドポイントを感じなければ陽性です。前方引き出しテストと違い、屈曲角度が浅い位置で実施するため、受傷直後の検査として有用とされています。

続いて、図29を見てください。この図は、ピボットシフトテストの実施場面を示しています。患者を背臥位にして、膝関節に外反および内旋強制を加えながら、伸展位から他動的に屈曲させます。だいたい屈曲20度付近で、「ガクッ」とした脛骨の整復感を感じれば陽性です。

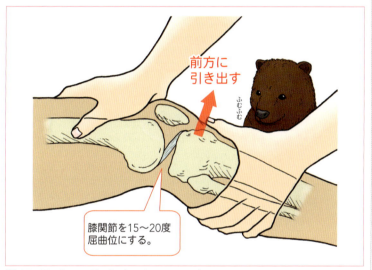

図28: ラックマンテスト（Lachman test）

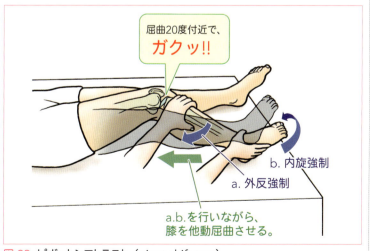

図29: ピボットシフトテスト（pivot shift test）

次に述べるジャークテストと似ていますが、膝関節の屈曲と伸展の方向が逆バージョンと考えてください。

最後に、図30を見てください。この図は、ジャークテストの実施場面を示しています。患者を背臥位にして、膝関節に外反と内旋強制を加えながら、屈曲90度位から徐々に伸展させていきます。約15〜20度屈曲付近で、「ガクッ」とした脛骨の脱臼感を感じられれば陽性です。

ここで紹介した4つのテストは、前十字靭帯損傷を担当した場合において、当たり前の共通言語として使用されています。実際の技術とともに理解しておきましょう。

前十字靭帯の受傷機転

前十字靭帯（ACL）損傷の受傷機転（どのような力が加わって損傷したのか）の多くは、非接触損傷です。ジャンプやピボットターン動作でのknee-in・toe-outアライメントが受傷と関連しています。受傷時に、前十字靭帯損傷、内側側副靭帯損傷、内側半月板損傷の3つの損傷が合併した場合は、特に不幸の三徴候（unhappy triad；アンハッピー・トライアド）と言い、予後が悪いと言われています。

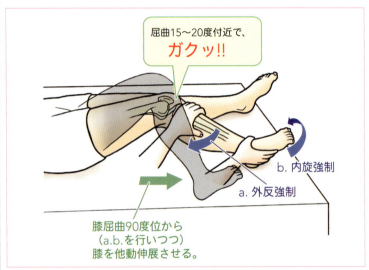

図30：ジャークテスト（Jerk test）

(6) 後十字靭帯の安定性を診る徒手検査

後十字靭帯損傷に対する徒手検査としては、後方押し込みテストが一般的です。右ページの図31を見てください。この図は、後方押し込みテストの実施場面を示しています。患者を背臥位にして膝関節を90度屈曲位とし、患者の足部に検者のお尻を乗せ固定しておきます。患者の下腿の近位部を把持し、そのまま後方へと押し込みます。エンドポイントを感じなければ陽性です。操作自体は、前十字靭帯損傷に対する前方引き出しテストの逆バージョンと捉えて問題ありませんが、留意する点が一つあります。この留意点を理解するために、右ページの図32を見てください。後方押し込みテストを実施する前に、左右の脛骨粗面の位置が揃っているかどうかを確認しておく必要があります。後十字靭

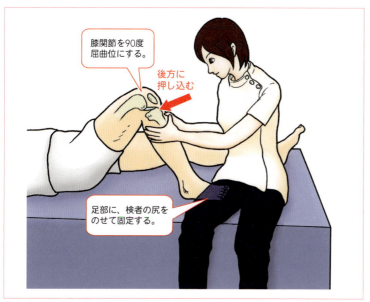

図31: 後方押し込みテスト

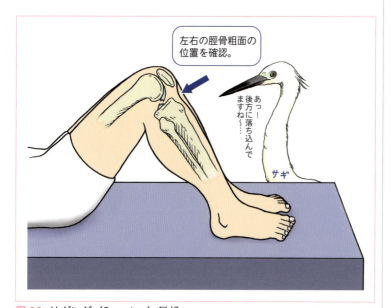

図32: サギング（Sagging）徴候

後十字靱帯の受傷機転

後十字靱帯（PCL）損傷における受傷機転は、スポーツでの接触損傷が挙げられます。変わったところでは、車の事故によってダッシュボードに脛骨前上面が衝突して損傷することもあり、これはダッシュボード損傷（dashboard injury）と呼ばれます。どちらにしても、下腿に強力な後方押し込み力が加わることで発症します。

帯損傷があると、検査肢位の時点で脛骨が後方に落ち込んでいる場合が少なくありません。この現象をサギング（sagging）徴候といいます。後方押し込みテストをする際に、最初から脛骨がサギングした状態にありますと、それ以上の動揺性は感じられませんから、後十字靱帯は問題ないと錯覚する恐れがあります。逆に、サギングした状態から前方引き出しテストを行うと、サギングしていた分だけ脛骨が前方に移動しま

POINT!
下腿近位部で脛骨が後方に落ち込んでいるサギング徴候があると、正確な評価ができません。

すから、あたかも前方引き出しテストが陽性と判断してしまうことがあります。**そのため、後十字靱帯の安定性を診る場合には、後方押し込みテストを行うだけでなくサギング徴候の存在を忘れてはいけません。**

(7) 外側・内側側副靱帯の安定性を診る徒手検査

図 33 を見てください。この図は、外側側副靱帯損傷に対する内反ストレステストの実施場面を示しています。右膝を検査する場合には、検者の右手を大腿遠位部にあて、左手は下腿の遠位を把持し、内反ストレスを加えます。同様の操作を膝関節 30 度屈曲位と膝関節伸展位でも行い、その不安定性を評価します。膝関節 30 度屈曲位で不安定性を認め、伸展位で不安定性を認めないときには外側側副靱帯の単独損傷、膝関節伸展位でも不安定性を認める場合には、複合靱帯損傷の存在が疑われます。

右ページの図 34 を見てください。この図は、内側側副靱帯損傷に対する外反ストレステストの実施場面を示しています。右膝を検査する場合には、検者の左手を大腿遠位部にあて、右手は下腿の遠位を把持し外反ストレスを加えます。同様の操作を膝関節 30 度屈曲位と膝関節伸展位でも行い、その不安定性を評価します。膝関節 30 度屈曲位で不安定性を認め、伸展位で不安定性を認めないときには内側側副靱帯の単独損傷、膝関節伸展位でも不安定性を認める場合には、複合靱帯損傷の存在が疑われます。

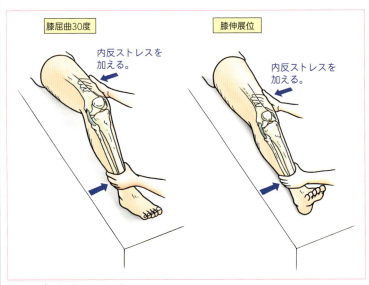

図 33: 内反ストレステスト

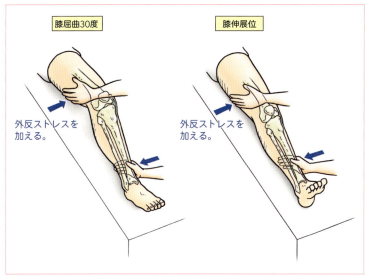

図34: 外反ストレステスト

3. アライメント異常に起因する膝関節障害を評価する

(1) スクインティングパテラについて

　スクインティングパテラ（squinting patella）という言葉を聞いたことがありますか？時に、「にらめっこ膝」と表現されることもあります。

　私たちは、足先を正面に向けた状態で立位姿勢をとると、左右の膝蓋骨も正面方向に位置します。では、次ページ図35の左のイラストをよく見てください。足先は正面を向いているにもかかわらず、膝蓋骨は内側を向いているのが分かります。このような形態は、本来正面を向くべき膝蓋骨が互いに内側方向に偏っていることから、にらめっこ膝と呼ばれています。

　膝蓋骨は、膝関節伸展位では、大腿骨顆部にある膝蓋面の上に位置しています。つまり、スクインティングパテラのように、膝蓋骨が内側を向いて位置しているということは、立位において大腿骨自体が内旋位にあることを意味しています。内旋程度は基本的に大腿骨前捻角と相関しますから、スクインティングパテラの症例は、大腿骨頸部の前捻角が大きい例がほとんどです。したがって、このような症例では、図35の中央のイラストのように、トンビ座りができる人を非常に多く認めます。

　ここで、図35の右のイラストを見てください。ここには、スクインティングパテラを呈している症例の膝蓋骨を、正面に位置するように調整したイ

膝関節障害

大腿骨頸部前捻角

大腿骨頸部の前捻角は平均15度とされています。生下時には大きく、成長とともに徐々に減少するといわれています。ちなみに、四足動物は5度程度だそうです。トンビ座りを行っていた子供たちは、大腿骨頸部の前捻角が強い傾向にあると言われています。

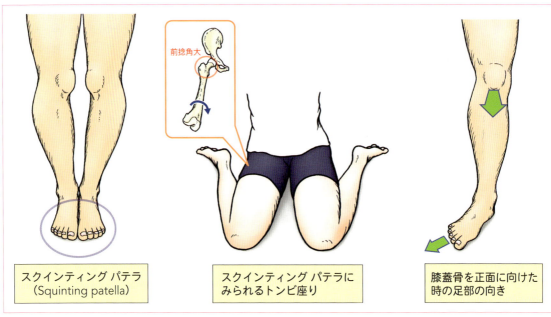

図 35: スクインティングパテラ（Squinting patella）を呈する患者の特徴

POINT!

スクインティングパテラは、大腿骨が立位において内旋位にあり、膝蓋骨が内側を向いて位置しています。

ラストが描かれています。膝蓋骨を正面に向けると足部が外側を向いています。これは、大腿骨の過内旋した状態を正常な位置に戻したわけですが、下腿はその分だけ外旋位となり、足部が外側へ変位してしまうわけです。足先を正面に向けたときに膝蓋骨が内側にあることと、膝蓋骨を正面に向けたときに足部が外側を向くことは、下腿が大腿骨に対して外旋した位置関係にあることを示しています。つまり、**スクインティングパテラの症例が歩行したり走ったりした場合には、下腿の外旋負荷が通常より多く加わることを意味しています。スクインティングパテラは、膝関節のスポーツ障害を診る際に必ずチェックしたい評価項目の一つです。**

(2) 膝蓋骨の不安定性と Q 角の関係

　膝蓋大腿関節の安定性を評価する指標の一つとして、Q 角（Q-angle）が挙げられます。右ページの図 36 を見てください。Q 角とは、膝蓋骨の中心と脛骨粗面とを結ぶ線および大腿直筋の長軸線の交角であり、15 〜 20 度が正常と言われています。Q 角と膝蓋骨不安定性との関係を理解するには、大腿四頭筋が収縮する際に膝蓋骨に加わる力学的環境を整理しておく必要があります。では、右ページの図 37 のイラストを見てください。膝蓋骨はもともと大腿骨の膝蓋面の溝（groove）にはまり込んでいますから、大腿四頭筋が作用した場合には、膝蓋面の溝に

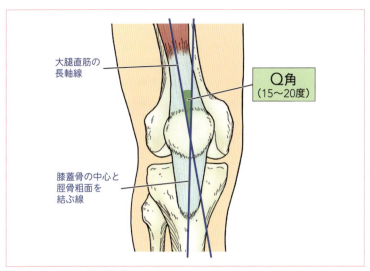

図36: Q角の計測の仕方

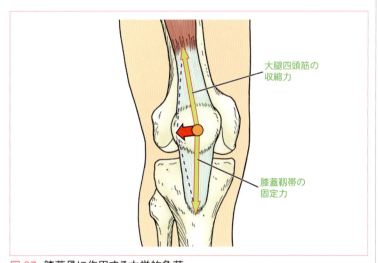

図37: 膝蓋骨に作用する力学的負荷

沿って近位へと引かれることになります。この際、大腿四頭筋の収縮は膝蓋骨を近位外側に引き上げ、また、膝蓋靱帯は膝蓋骨を遠位外側に固定しますから、膝蓋骨には一定の角度をもった2つの力が同時に作用することになります。これらの合力は、膝蓋骨を外側へ脱臼させる力として作用しています。そのため、膝蓋骨は、膝関節伸展運動の度に外側へ変位する力を常に受けながら膝蓋面上を滑動することになりますから、大腿骨外側顆の壁は内側顆の壁に比べて高くなっています。外側の壁が低い場合は膝蓋骨がはまり込んでいる溝の深さが浅くなりますから、膝蓋骨は外側へと脱臼しやすくなるわけです。つまり、膝蓋骨の不安定性

膝蓋大腿関節の適合

膝蓋大腿関節は、大腿骨膝蓋面（大腿骨滑車）の内側関節面（medial facet）および外側関節面（lateral facet）とのなす角と膝蓋骨開口角（patellar facet angle）との適合性が高いほど安定していると言われています。一般的にX線画像で評価されますが、正確には、骨形状ではなく軟骨面での適合性が重要なので、MRIや超音波画像を用いた評価を併用することが重要です。

POINT!

膝蓋骨の外方不安定性の素因は、骨性の要因と軟部組織性の要因とに分けて考えることができます。

表1: 膝蓋骨外方不安定性の素因

骨性要因	軟部組織性要因
① 大腿骨外側顆の低形成	① 全身性弛緩症
② 脛骨粗面の外方変位	② 内側膝蓋大腿靱帯の弛緩・断裂
③ 膝蓋骨高位	③ 内側広筋の機能不全
④ 下肢アライメント異常	④ 外側支持組織の過緊張・硬さ（stiffness）

と疼痛との関係を考えるときには、膝蓋骨を外方へ逸脱させる要因を評価し、それに対して適切な理学療法を適応させることが必要となります。

膝蓋骨の外方不安定性の素因としては、骨性の要因と軟部組織性の要因とに大きく分けて考えると整理しやすいかと思います。これら膝蓋骨の外方不安定性の素因については表1にまとめてありますので、まずはこの表を見てください。**骨性の要因としては先にも述べましたが、①大腿骨外側顆の低形成、②脛骨粗面の外方変位、③膝蓋骨高位、④下肢アライメント異常（大腿骨頸部の過前捻、下腿の外捻・外反膝）などが挙げられます。**ここで挙げた②と④は、Q角を増大させる要因になります。また、③膝蓋骨高位は、大腿骨膝蓋面との接触位置がより近位になりますから、膝蓋面自体の溝が浅くなることを意味しています。**軟部組織性の要因は、①全身性弛緩症、②内側膝蓋大腿靱帯の弛緩や断裂、③内側広筋の機能不全、④外側支持組織（外側広筋、腸脛靱帯、外側膝蓋支帯）の過緊張や硬さが挙げられます。**ここで挙げた①～③は膝蓋骨外方不安定性に対するブレーキング機能の不全の要因で、④は膝蓋骨外方不安定を助長する要因であると考えると理解しやすいと思います。

(3) Knee-in・toe-out アライメントとQ角との関係

膝蓋骨の外方不安定性に起因する膝関節障害として有名な疾患の一つに、膝前面痛症候群（anterior knee pain syndrome: AKPS）があります。症候群ですから、疼痛の原因となる組織はいろいろあっても、その組織損傷の根底にあるのは膝蓋骨の外方不安定性であると言われています。これらAKPSを呈する症例の歩行や走行を観察しますと、荷重時に足先は正面を向いているにもかかわらず膝が内側に入る「knee-inアライメント」や、膝は正面を向いているにもかかわらず足先が外側に向いたまま荷重する「toe-outアライメント」を呈していることがほとんどです。Knee-inアライメントでは大腿骨頸部の過前捻が、toe-outアライ

メントでは下腿の外捻が影響していることが多いと言われています。実際に症例をたくさん診てきた著者の経験からAKPSの特徴を列挙すると、①女性に多く、②トンビ座りが容易に可能で、③股関節の内旋角度が通常より大きく、④knee-inアライメントを呈している方が圧倒的に多いことが挙げられます。このような特徴を考慮すると、大腿骨頚部の過前捻に起因して症状を発現している例が大半なのではないかと思います。

次に、動的アライメント不良とQ角との関係について考えていきます。図38を見てください。左のイラストはknee-inアライメントを、右はtoe-outアライメントを示しています。Knee-inアライメントは、下腿に対して大腿骨が過度に内旋した状態を意味します。膝蓋骨は大腿骨の上に位置しますから、大腿骨の内旋に伴って、膝蓋骨は脛骨粗面から見るとより内側後方へと位置することになり、結果的にQ角は増大します。一方、toe-outアライメントは、大腿に対して下腿が過度に外旋した状態を意味します。大腿骨は通常の位置にありますから膝蓋骨も正面を向いているのですが、下腿の外旋に伴って、脛骨粗面は、膝蓋骨から見るとより外側後方へと位置することになり、結果的にQ角は増大します。つまり、knee-inであれtoe-outであれ、膝関節にかかる力学的ストレスは一緒と考えることができます。すなわち、膝前面痛症候群（AKPS）の症例は、Q角の増大に起因した膝蓋骨外方不安定性が原因で生じる病態と解釈できるわけです。この、膝蓋骨外方不安定に伴う内側膝蓋大腿靭帯、内側広筋、内側膝蓋支帯への過牽引（hyper traction）や、膝蓋下脂肪体の挟み込み（impingement）が原因で疼痛が発現すると考えると、AKPSの病態は非常に理解しやすくなります。

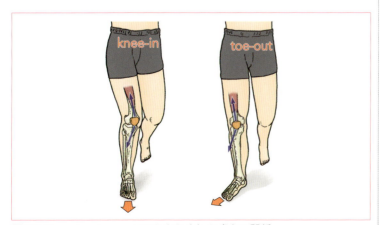

図38: Knee-in・toe-outアライメントとQ角との関係

POINT!

膝前面痛症候群（AKPS）は膝蓋骨の外方不安定性に起因する膝関節障害ですが、大腿骨頚部の過前捻に起因して症状を発現している例が多いようです。

膝蓋骨脱臼

Knee-in・toe-outアライメントでは、膝蓋骨が外側に変位しやすく、膝蓋骨の外側脱臼が起こりやすくなります。膝蓋骨の外側脱臼を制御している組織の中では、内側膝蓋大腿靭帯（medial patellofemoral ligament: MPFL）が重要です。これは、内側膝蓋支帯の深層線維（横走線維）が肥厚したものです。この靭帯が断裂している場合は、確実に修復しないと再脱臼すると言われています。

(4) Knee-in・toe-out アライメントと鵞足炎との関係

Knee-in・toe-out アライメントや膝前面痛症候群（AKPS）の疼痛は、Q角の増大が関係して発生することを先に述べましたが、もう一つ知っておいた方が良い疾患があります。それは鵞足炎です。**鵞足炎は、ランニングや各種スポーツ動作時に生じる、膝関節内側部痛の一つの病態です。鵞足という言葉は、縫工筋、薄筋、半腱様筋の3つの腱が脛骨粗面の内側に停止してくる様子が、ガチョウの足に似ていることに由来しています。** 鵞足炎は、脛骨粗面の内側部での圧痛が特徴的で、同部に集まってくる腱の付着部障害と考えられています。では、knee-in・toe-out アライメントと鵞足炎とは、どうして関係が深いのでしょうか？

図39 を見てください。このイラストは、右脚で踏ん張った際に膝が内側に入った（knee-in）様子が描かれています。このときの足部は床に固定されていますから、knee-in した瞬間に下腿には強力な外旋強制が加わっています。この姿勢を保つためには、下腿の外旋強制に抵抗する力が必要ですから、内旋作用を持った筋肉が収縮しブレーキをかけることになります。この、ブレーキング機構の破綻が、疼痛と関連するわけです。Knee-in・toe-out アライメントは、結局のところ下腿の外旋強制ですから、反復される外旋ストレスに対する停止腱に生じた腱症、もしくは、停止腱の間に介在する鵞足包（腱の滑りをよくする滑液包）の滑液包炎が疼痛の原因となります。このように、knee-in・toe-out アライメ

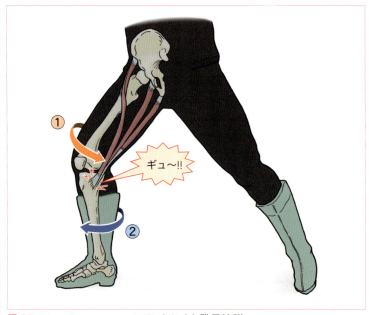

図39：Knee-in・toe-out アライメントと鵞足筋群

POINT!

鵞足炎の病態は、停止腱に加わる牽引力が原因の腱症と、停止腱間の摩擦が原因の鵞足包炎の、2つがあります。

鵞足

鵞足（pes anserinus）は、縫工筋（sartorius）、薄筋（gracilis）、半腱様筋（semitendinosus）で構成されますが、これらは浅鵞足と言われています。浅鵞足の深部には半膜様筋腱（semimembranosus tendon）があり、深鵞足とも呼ばれています。鵞足炎に対する対処の一つとして、下腿の外旋制動テーピングを用いることで不安定性を制動し、痛みをコントロールすることがあります。

ントは、時として膝前面痛症候群（AKPS）を、また、時として鵞足炎を引き起こす原因となりますが、アライメント以外にどの様な要因が加味されるとAKPSとなるのか、鵞足炎となるのかについては不明です。

鵞足炎の病態は、前述したように、停止腱に加わる牽引力（traction force）が原因となる腱症と、停止腱間の摩擦（friction）が原因となる鵞足包炎の2つがあります。どちらにしても、停止腱の緊張が疼痛を誘発する要因になりますが、3本の停止腱のうち、どの腱が疼痛と強く関連するかが分かれば、理学療法の方針が立てやすくなります。

ここで、図40を見てください。鵞足筋群はすべてが膝関節屈伸軸の後方を通過しますから、膝関節を他動伸展することで伸張を加えることができます。例えば、**股関節を屈曲内転した肢位で膝関節を他動伸展させると、縫工筋と薄筋は股関節レベルで緩みますから、この時の伸張ストレスは半腱様筋に集中します。この時に膝関節内側で疼痛を訴えた場合には、半腱様筋が疼痛発生の引き金になっていることが予想されます。**

POINT!
縫工筋、薄筋、半腱様筋の停止腱のうち、どの腱が疼痛誘発要因なのかを鑑別することが重要です。

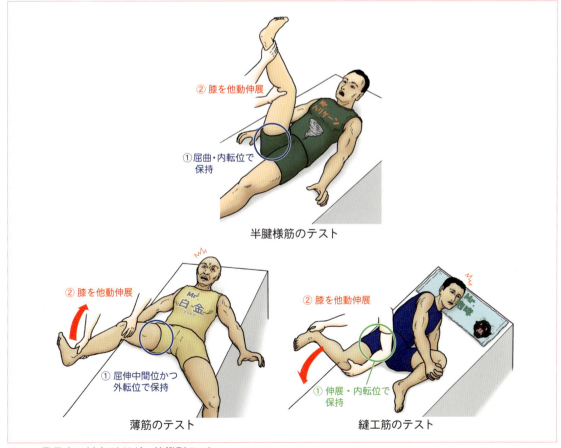

図40: 鵞足炎に対するトリガー筋鑑別テスト

また、股関節を屈伸中間位のまま外転した肢位で膝関節を他動伸展すると、薄筋腱に集中して伸張を加えることができ、股関節伸展内転位で膝関節を他動伸展すると、縫工筋に伸張ストレスを加えることができます。このように、鵞足を構成する3つの筋の起始部が異なることを利用して、疼痛の引き金となる筋、すなわち、トリガー筋を鑑別していきます。

(5) Knee-out・toe-in アライメントと腸脛靱帯炎との関係

臨床では、knee-in・toe-out アライメントに起因する膝関節障害が圧倒的に多いですが、時折、knee-out・toe-in アライメントに起因する膝関節障害にも遭遇します。アライメントが原因で生じる膝関節障害として有名なのが腸脛靱帯炎、別名ランナー膝です。

それでは、knee-out・toe-in アライメントが、どのようなストレスを膝関節に与えるかについて考えてみます。図41 を見てください。イラストの左は toe-in アライメントを、右は knee-out アライメントを示しています。Knee-out アライメントは、下腿に対して大腿骨が過度に外旋した状態を意味します。これに対して、toe-in アライメントは、大腿に対して下腿が過度に内旋した状態です。どちらにしても、荷重時に生じるこのような動的アライメントは、下腿には内旋強制を反復させることになりますから、下腿に対し外旋作用を持った筋肉がブレーキング機能を果たさなければなりません。この制動作用を持つのが、腸脛靱帯の緊張をコントロールする大腿筋膜張筋、大殿筋ということになります。

ランニング動作の場合、踵接地から足底接地にかけて膝は屈曲・内旋していきますが、knee-out・toe-in アライメントを呈した症例では、内旋

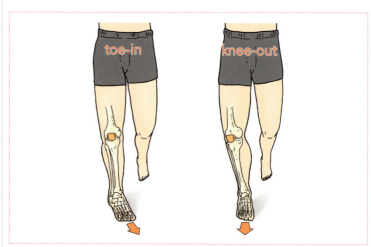

図41: Knee-out・toe-in アライメントと下腿回旋との関係

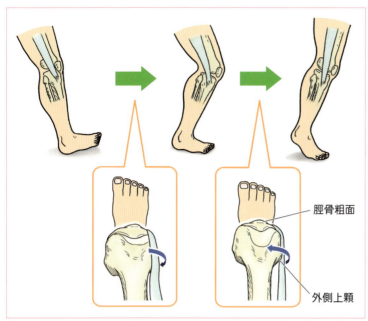

図 42: 腸脛靭帯炎の発生機序

　強制力がさらに強まることになり、その分だけ腸脛靭帯の緊張も高まることになります。ここで、図 42 を見てください。ランニング動作は、踵接地から立脚中期にかけて、膝関節の屈伸運動が反復されます。腸脛靭帯は、脛骨粗面外側のガーディー（Gerdy）結節に停止していますから、腸脛靭帯は膝関節屈伸に伴い、伸展時には前方へ、屈曲時には後方へと移動を繰り返しています。この時、大腿骨外側顆のレベルでは、腸脛靭帯は外側上顆を乗り越えるように前後にスライドしていることになります。この、外側上顆を乗り越える際の摩擦ならびに圧迫ストレスは、腸脛靭帯の緊張の強さに比例して大きくなります。**腸脛靭帯炎とは、この、外側上顆を乗り越える際の刺激が原因となって生じるもので、下腿内旋強制が作用する knee-out・toe-in アライメントは、腸脛靭帯炎発症の危険因子であることが分かります。**

　ここで、腸脛靭帯炎を呈する症例の検査を紹介します。次ページの図 43 を見てください。セラピストが外側上顆を中心に両手で大腿遠位部を把持（grasping）したまま、患者に自動で屈伸運動を反復させます。運動に伴い疼痛が誘発されれば、腸脛靭帯炎が疑われます。このグラスピングテスト（grasping test）は、腸脛靭帯炎の発生機序である外側上顆での摩擦ストレスを徒手的に強めた状態で膝関節の屈伸を加えるもので、簡便かつ陽性率が非常に高いテストです。

POINT!

腸脛靭帯炎、別名ランナー膝は、knee-out・toe-in アライメントに起因する膝関節障害です。

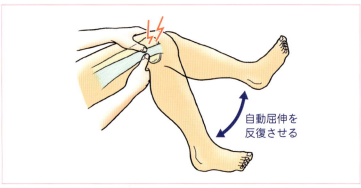

図43: 腸脛靱帯炎に対する疼痛誘発テスト（grasping test）

腸脛靱帯

腸脛靱帯（iliotibial tract: ITT）は股関節屈曲・伸展どちらでも緊張しますが、膝関節においては、屈曲60度前後で緊張が最も高まります。これは腸脛靱帯が大腿骨外側上顆の頂点を乗り越えるタイミングと一致しており、ここから伸展しても屈曲しても緩むと言われています。

(6) スクワッティングテストを用いた障害の鑑別

動的アライメント異常に対する膝関節障害についていくつか解説してきましたが、スクワットを用いたスクワッティングテスト（squatting test）による評価方法も覚えておくと便利です。図44を見てください。検査側の脚を一歩前に出し、体重をかけながら膝関節の屈伸（スクワット）を反復させて、疼痛を誘発します。この時、足先を正面に向け膝関節も正面に向かって屈伸することを neutral squatting、足先を外側へ向け膝関節は正面に向かって屈伸することを toe-out squatting、足先を内側へと向け関節は正面に向かって屈伸することを toe-in squatting と定義します。

Neutral squatting は、下腿の回旋ストレスがない状態のスクワットで、周辺軟部組織への力学的ストレスが最も少ないスクワットといえます。
Toe-out squatting は、下腿の外旋ストレスを付加した状態のスクワットで、膝前面痛症候群（AKPS）や鵞足炎などの症例では疼痛が強く誘

POINT!

膝前面痛症候群（AKPS）や鵞足炎は、toe-out スクワットで疼痛が誘発されます。腸脛靱帯炎は、toe-in スクワットで疼痛が誘発されます。

スクワット

スクワットは、荷重位（closed kinetic chain）での筋力トレーニングとして広く利用されています。実施の際には、足部の位置・方向によって組織に加わるストレスが変化することに注意が必要です。前十字靱帯（ACL）再建術後のトレーニングでもよく利用されますが、knee-inで行うと再損傷の危険性が高まります。自主トレーニングを指導する場合は、十分に説明してから行わせるようにしたいものです。

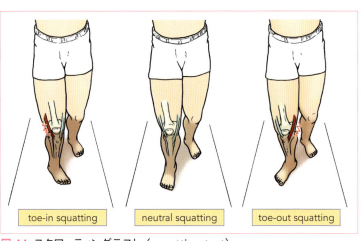

図44: スクワッティングテスト（squatting test）

発されますが、腸脛靱帯炎の症例では疼痛はむしろ軽減します。Toe-in squattingは、下腿の内旋ストレスを付加した状態のスクワットで、腸脛靱帯炎の症例では疼痛が強く誘発されますが、AKPSや鵞足炎などの症例では疼痛はむしろ軽減します。スクワット動作を応用して病態を鑑別するテストは広く行われているものですが、その機能解剖学的背景をしっかりと理解したうえで適切に利用することが大切です。

4. 半月板に起因する膝関節障害を評価する

(1) 膝関節運動に伴う半月板の移動

　半月板は大腿脛骨関節の間に介在する線維軟骨で、彎曲した大腿骨顆部とフラットな脛骨顆部との適合性を高め、単位面積当たりの圧力の分散に貢献しています。当然のことながら、荷重が最もかかる膝関節伸展位では、半月板は大腿脛骨関節内で広く適合し、屈曲角度が増すにつれてその適合性は低下していきます。うさぎ跳びなどの深屈曲位における荷重ストレスが、半月板にとって大変危険なのは当然のことと言えるでしょう。

　膝関節屈曲運動では、脛骨関節面に対し大腿骨顆部がロールバックしながら接点を後方へと移動させ、その位置で滑り (sliding) 運動を行うことにより大きな屈曲可動域が保障されています。屈曲位から伸展する際には、大腿骨顆部はロールフォワードしながら接点を前方へと移動させます。図45を見てください。**ロールバックおよびロールフォワードに伴い半**

POINT!

半月板は、屈曲に伴い後方へ、伸展に伴い前方に移動します。また、内側半月板よりも外側半月板の方が大きく移動します。

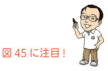

図45に注目！

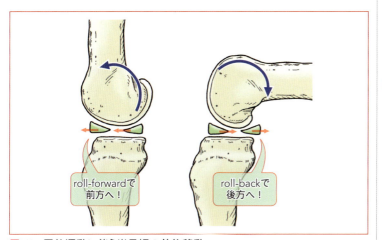

図45: 屈伸運動に伴う半月板の前後移動

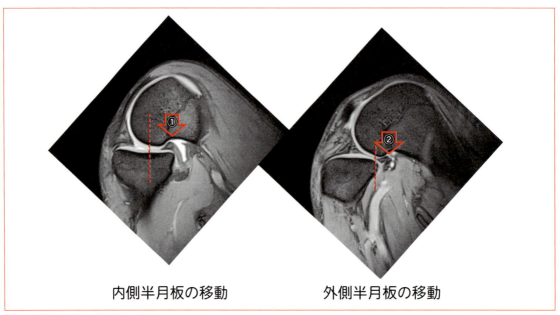

内側半月板の移動　　　外側半月板の移動

図46: 深屈曲時の半月板の位置

図46に注目！

円板状半月

外側半月板は時に、円板状半月という形状を呈する場合があります。円板状半月は先天異常で、3〜7％程度に発生すると言われています。痛みや機能障害がなければ放置されますが、症状が出た場合は手術適応になります。

POINT!

正座やしゃがみ込み時に膝窩部に疼痛を訴える場合は、深屈曲域での半月板の位置を確認しましょう。

月板も移動しないと自身が挟み込まれることになりますから、半月板は膝関節屈曲に伴い後方へ、伸展に伴い前方へ移動することになります。その移動量については、Vediら[48]により報告されています。荷重下での内側半月板は、前方に7.1mm、後方に3.9mm移動することが分かっています。また、外側半月板は内側半月板より移動量が大きく、前方に9.5mm、後方に5.6mm移動すると報告されています。

日本の生活では、正座をはじめとした深い屈曲角度が要求される動作がいくつかあります。通常の動作では支障はなくても、正座やしゃがみ込み時に膝窩部に疼痛を訴える場合には、深屈曲域での半月板の位置に問題がある場合があります。図46を見てください。このMRI画像は、深屈曲時の半月板の状態を示しています。**膝関節の内側と外側とでロールバックの距離が異なることは、すでに説明しました。内側半月板は内側顆自体のロールバックの距離が少ないため、屈曲に伴う半月板の後方への移動も少なく、最終的に内側顆近位にある窪みに内側半月板の後節が収まります（①）。**一方、**外側半月板は、ロールバックの距離が大きく、大腿骨顆部との接点は、深屈曲時には脛骨関節面の後方ぎりぎりまで移動します。外側半月板は、外側顆に挟まれないように後方へ大きく移動し、最終的に、外側半月板の後節は脛骨から滑り落ちるように亜脱臼位を呈します(②)。**このように、我々が普通に正座するためには、半月板が十分に後方移動できることが大切であることが分かります。

(2) 半月板機能を理解する上で知っておくべき基礎知識

半月板が膝関節屈伸運動に伴って移動できるためには、張力が半月板に伝達され、その張力伝達を円滑に誘導するメカニズムの存在が必要です。そのためには、半月板に付着する軟部組織について整理しておく必要があります。

図47を見てください。このイラストは、大腿骨を取り除いた状態で脛骨の上面をみたものです。**内側半月板には2つの特徴があります。1つ目は、その形態が「C」形をしていること、2つ目は、内側半月板の中節は内側側副靱帯深部線維（半月大腿靱帯・半月脛骨靱帯）と結合していることです。一方、外側半月板にも2つの特徴があります。1つ目は、その形態が「O」形をしていること、2つ目は、外側側副靱帯とは結合せず、外側半月板の後節に後半月大腿靱帯が付着していることです。**また、内側および外側半月板の前節同士をつなぐ横靱帯ならびに横靱帯と膝蓋靱帯との間に介在する膝蓋下脂肪体は、両者の張力伝達において重要な組織です。後方部では、内側半月板の後節と線維連結する半膜様筋腱や外側半月板の後節と線維連絡する膝窩筋腱が、深屈曲時の膝窩部痛を解釈する上で重要な解剖構造です。

次ページの図48を見てください。このイラストは、半月板の血行について描かれています。半月板の血行状態を理解することは、半月板損傷の治癒過程を理解する上でも重要であり、その詳細については、

POINT!

「C」形をしている内側半月板は、内側側副靱帯深部線維（半月大腿靱帯・半月脛骨靱帯）と結合しています。「O」形をしている外側半月板は、後半月大腿靱帯が付着しています。

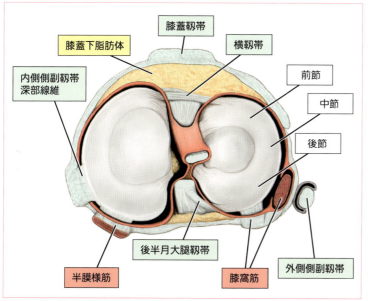

図47: 半月板に付着する軟部組織

Humphry ligament と Wrisberg ligament

外側半月には、後十字靱帯（PCL）を挟むかたちで、前方に前半月大腿靱帯（Humphry ligament）、後方に後半月大腿靱帯（Wrisberg ligament）が連結しています。これらの靱帯が両方存在している人の割合は46%程度で、どちらか一方の靱帯は100%存在すると言われています。

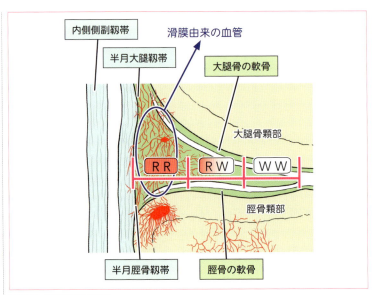

図48: 半月板の血行

POINT!

半月板の血行状態を理解することは、半月板損傷の治癒過程を理解する上でも重要です。半月板縫合術の適応となる部位は、修復が可能な「Red-Red zone」です。

Arnoczky（1982）[49]により報告されています。**半月板を外側から内側へと向かって3等分したとき、内側1/3の部分は全く血管がない場所とされ、White-White zone（W-W zone）と呼ばれています。中央1/3の部分は血管の一部が侵入してくる場所であり、Red-White zone（R-W zone）と呼ばれています。外側1/3の部分は滑膜由来の血管が密に侵入している場所であり、Red-Red zone（R-R zone）と呼ばれています。**

　半月板は大腿骨と脛骨との適合性を高める重要な組織であり、安易な切除は変形性膝関節症を助長することが分かっています。近年、「save the meniscus」のスローガンのもとに、整形外科的治療では可能な限り半月板を温存する方針がとられています。つまり、半月板縫合術が積極的に行われるわけですが、その適応となる部位は、縫合した部位が修復可能な場所、すなわち「Red-Red zone」であることが理解できます。

(3) 半月板が前方へ移動するメカニズム

　膝関節伸展運動に伴い、半月板が前方へと移動するメカニズムについて解説します。右ページの図49を見てください。半月板の前方移動に関わる組織は、膝蓋靱帯、膝蓋下脂肪体、横靱帯、半月膝蓋靱帯です。膝関節が屈曲位から伸展位となるために、大腿骨顆部は脛骨の上をロールフォワードしていきます。この時に、大腿骨顆部はロールフォワードとともに膝蓋骨を前方へと押していきます。膝蓋骨の位置が前方へと移動することで、内側半月板および外側半月板は半月膝蓋靱帯を介

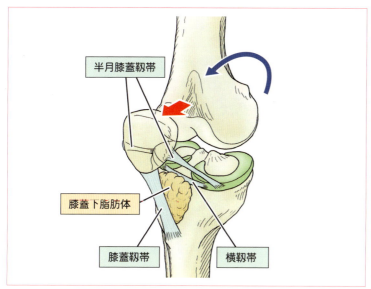

図 49: 半月板の前方移動のメカニズム

して前方へ引き出される力を受けますから、半月板はその張力に引かれて前方へと移動することになります。同時に、ロールフォワードとともに膝蓋骨が前方に押されていくことは、膝蓋靱帯の傾斜を近位後方から近位前方へ変化させることになります。この時、膝蓋靱帯は、大腿四頭筋の収縮を伴った伸展運動により適度に緊張しますから、張力を膝蓋下脂肪体へ無駄なく伝えながら傾斜が変化することになります。そのため、膝蓋下脂肪体は全体として前方へと移動し、半月板はその後方でつながっている横靱帯を介して前方へと引かれることになります。

(4) 半月板が後方へ移動するメカニズム

　膝関節屈曲運動に伴い、半月板が後方へ移動するメカニズムについて解説します。次ページの図 50 を見てください。半月板を後方誘導する組織は、内側半月板の後節に付着する半膜様筋腱と、外側半月板後節に付着する膝窩筋腱です。膝関節屈曲運動に伴う大腿骨顆部のロールバックの圧力を受けて、各々の半月板は後方へ押し出されるように移動しますが、ここで、半膜様筋と膝窩筋に筋収縮が作用することで、半月板は能動的に後方へ引き出されます。このメカニズムは、深屈曲運動時に膝窩部に疼痛を訴える症例の疼痛の改善において、応用すべき重要な知識となります。

　ここで、気を付けておきたいことがあります。そのことを説明するために、次ページの図 51 を見てください。この図からも分かりますように、

膝関節障害

POINT!

半膜様筋と膝窩筋は、膝関節屈曲運動に伴い半月板を後方へ牽引します。深屈曲運動時に膝窩部に疼痛を訴える症例の疼痛の改善に、このメカニズムを応用します。

半膜様筋と膝窩筋による半月板への牽引ベクトルは、膝関節屈曲角度の影響を受けることを理解しておいてください。**半膜様筋、膝窩筋ともに、膝関節伸展位では半月板を後方へと引くベクトルは生まれませんが、膝関節屈曲角度が増すことで筋収縮が半月板を引く作用を有してくることが分かります。特に膝窩筋では、半膜様筋以上に深い屈曲位で効果的に作用することを覚えておいてください。**

suction cup effect

内側側副靭帯の後方線維である後斜靭帯（posterior oblique ligament: POL）は、関節包と強固に連結しています。この靭帯と半膜様筋腱とは連結しており、半膜様筋の張力は、POLを介して半月板を後方へ引く力を伝えています。この機構を「suction cup effect」といいます。内側半月板を後方へ吸引するように引っ張り出すといった感じでイメージしてください。

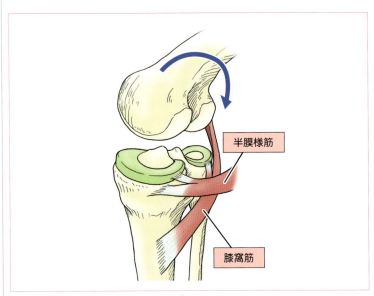

図50: 半月板の後方移動のメカニズム

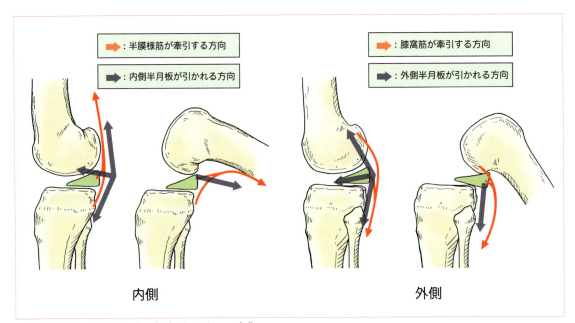

図51: 膝関節屈曲に伴う半月板牽引ベクトルの変化

(5) 半月板損傷を調べる徒手検査

　膝関節障害の専門書籍を調べると、半月板損傷を調べるテストがいくつか報告されていますが、ここでは、臨床でよく利用されている「マックマレーテスト（McMurray test）」と「アプレイテスト（Apley test）」を紹介していきます。

　図52を見てください。この図は、マックマレーテストの実施方法を、右膝を対象として説明したものです。**マックマレーテストは、患者を仰臥位にし、検査側の膝関節を最大屈曲した肢位で行います。検査者は、一方の手の母指は外側の関節裂隙に、示指から環指を内側の関節裂隙に置きます。もう一方の手は患者の足部を把持し、内側半月板を調べたい時は、下腿に外旋を加えながら膝関節を伸展していきます。逆に、外側半月板を調べたい時は、下腿に内旋を加えながら膝関節を伸展していきます。**この操作によって疼痛が誘発される場合、クリックを触れられる場合、引っ掛かりのような症状を認める場合には、半月板損傷を疑います。このテストは、他動的な伸展運動の中で、半月板がスムーズに動けるか否かを見ているわけですが、下腿に回旋を加えるのはなぜでしょうか？

　半月板は脛骨に固定されている線維軟骨ですから、下腿の回旋を加えることで、大腿骨と半月板とが相対する位置を変化させることができます。下腿を外旋させた場合、大腿骨に対し内側半月板を、やや前方に

POINT!
マックマレーテストで疼痛が誘発される場合、クリックや引っ掛かりのような症状を認める場合は、半月板損傷を疑います。

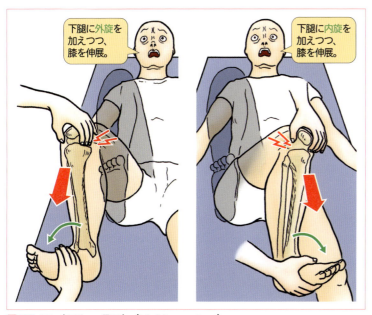
図52: マックマレーテスト（McMurray test）

位置させることになりますから、ここで伸展させると、内側半月板に強い摩擦（friction）を加えることになります。逆に、下腿を内旋させた場合には、外側半月板をやや前方に位置させることになりますから、外側半月板に強い摩擦を加えることになるわけです。

次に、アプレイテストを解説します。図53を見てください。**アプレイテストは、患者を腹臥位にし、膝関節を90度屈曲した肢位で行います。検査者は、一方の手で大腿を把持し、もう一方の手は足部を把持します。ここで、下腿に軸圧を加えながら内旋、外旋運動を加えます。このテストは、半月板に圧縮ストレスを加えたうえで回旋運動を加える方法で、疼痛が誘発されれば半月板損傷が疑われます。** 続いて、下腿を牽引して回旋ストレスを同じ様に加えます。下腿の牽引により半月板への圧縮は解除された状態となりますから、この時点で半月板由来の疼痛は軽減することになります。その反面、靭帯や関節包は、牽引により緊張が高まりますから、牽引下の回旋で疼痛が誘発される場合には、周辺軟部組織由来の疼痛を頭に浮かべることになります。

このように、テストの方法のみを丸暗記するのではなく、その背景について考えることが、正しく評価を実施するうえで大切なポイントです。

POINT!

アプレイテストで疼痛が誘発される場合は、半月板由来ではなく、周辺軟部組織由来の疼痛を疑います。

半月板損傷と症状

半月板損傷には、バケツ柄断裂、横断裂、水平断裂などがあります。膝が屈曲した状態で回旋力が加わることで損傷することが多いようです。症状としては、引っかかりがあって動かせなくなるロッキングや、歩行や階段昇降時に膝折れを起こす giving way（ギビングウェイ）があります。

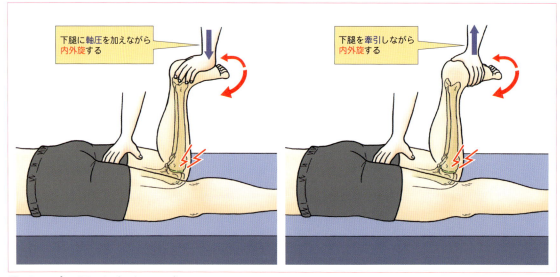

図53: アプレイテスト（Apley test）

第3章
足関節と足部障害の評価とその解釈

第3章
足関節と足部障害の評価とその解釈

POINT!

足関節や足部の評価では、骨配列の知識が重要です。

1. 足関節機能を考える基本

(1) 足部を構成する骨とその配列

　いわゆる「足」は、7つの足根骨、5本の中足骨、14本の趾骨により構成されています。特に、足根骨は、踵骨、距骨、舟状骨、立方骨、内側楔状骨、中間楔状骨、外側楔状骨で構成されていますが、その特徴的な形とともに、7つの骨が入り乱れるように配列していますから、どこに何という骨が位置しているのかを把握することがやや難しいです。足関節および足部の評価を進めるにあたっては、この、ややこしい骨配列を確実に覚えた上で、各種検査技術に精通する必要があります。ここでは、難解な骨配列を簡単に覚える方法について紹介します。

　図1を見てください。足の骨配列を暗記するには、それぞれの骨の名称を一度英語表記し、その頭文字を組み合わせる方法が分かりやすいと思います。踵骨はCalcaneus、距骨はTalus、舟状骨は

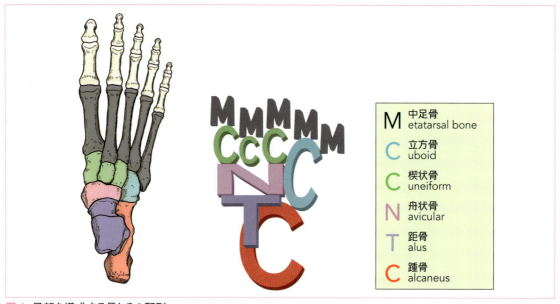

図1: 足部を構成する骨とその配列

Navicular、立方骨は Cuboid、楔状骨は Cuneiform です。まず、踵骨の頭文字「C」をやや大きめに描きます。距骨は踵骨の内側に載っていますので、踵骨の「C」の内側よりに距骨の頭文字「T」を重ねて描きます。続いて、「T」の幅の中に収まるように、舟状骨の頭文字「N」を描きます。次に、「N」の幅に収まるように、楔状骨の頭文字「C」を3つ描きます。この時、中間楔状骨の「C」は他の2つの「C」より短く書くことが大切です。その後、立方骨の頭文字「C」を、舟状骨「N」と外側楔状骨の「C」とを合わせた長さで、2つの骨の外側で接するように描いてください。こうすることで、7つの足根骨の配置がアルファベットの配置として理解できます。最後に、内側楔状骨、中間楔状骨、外側楔状骨の遠位に第1から第3の中足骨の頭文字「M」を、立方骨の遠位に第4中足骨の「M」、立方骨の外側に第5中足骨の「M」を加えると完成です。一度英語表記を確認する手間は必要ですが、ややこしい足根骨の配置を理解するにはいい方法だと思います。

(2) 足部の分類

足は大きく、前足部、中足部、後足部の3部位に分けて考えると理解しやすいと思います（図2）。

前足部は、5本の中足骨と14本の趾骨により構成される部分で、リスフラン関節（中足趾節間関節）より遠位に位置します。前足部は、いわゆる「地面をつかむ」機能が要求される部分であり、支持性以上に

舟状骨（navicular）

舟状骨は手根骨と足根骨の両方に存在し、日本語では同じ名称ですが、英語では手根骨の方が scaphoid です。これはギリシャ語の小舟（スカフェー）に由来するそうです。足根骨の方はラテン語の navis（小舟）で、その元はギリシャ語の naus（舟）に由来するそうです。Navis は現在の海軍 navy やカーナビなどの navigator の語源にもなっているそうです。どちらも舟のような形に見えますね。

ショパールとリスフラン

ショパール（Francois CHOPART）は、同部位での離断手術を開発したフランスの外科医の名前に由来します。リスフラン（Jacques LISFRANC）は、ナポレオンに従軍し同部位での離断術を開発したフランスの外科医の名前に由来します。後世に名前が残る業績は憧れますね。

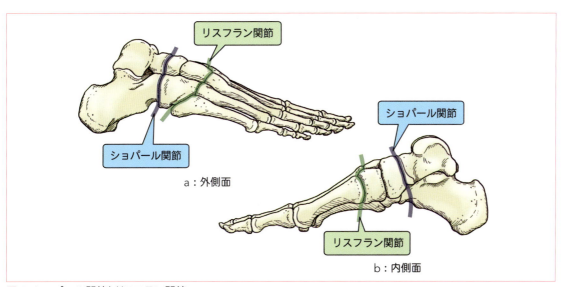

図2：ショパール関節とリスフラン関節

可動性が要求される部位といえます。後足部は、距骨と踵骨とにより構成される部分で、ショパール関節（足根中央関節）より近位に位置します。

後足部は立脚前半相に全体重が負荷される部分であり、その負荷を最初に受けるのが距骨です。このように、後足部に要求される機能は、いかに支持するかに尽きます。この、支持性に関わる関節が、距腿関節と距骨下関節（距踵関節）です。

中足部は舟状骨、立方骨、3つの楔状骨で構成される部分で、リスフラン関節とショパール関節との間に位置します。中足部の機能は、後足部と前足部との調整役と考えると分かりやすいかと思います。距骨からの力学情報は、舟状骨および3つの楔状骨を介して第1〜第3中足骨へと伝えられ、踵骨からの力学的情報は、立方骨を介して第4、第5中足骨へと伝播されます。**このように、後足部と前足部とが互いに協調した位置関係を保つことが、足の機能を発揮するために重要です。また、アーチ機構を理解する上で、中足部の役割は極めて大切です。**

距骨に加わった体重は、一定の割合で足部全体に分散されます。一般成人では、体重の2/3が踵骨へ、1/3が前足部方向へと伝達されています（図3）。前足部へ伝わった分は、母趾に2/6、各足趾に1/6ずつ伝達されていきます。この伝達を破綻させる例として、ハイヒールの装着と外反母趾との関係がよく言われます。もともと、体重の1/3しか支持する能力をもたない前足部に、ハイヒールを履くことにより過剰な体重が負荷されるわけですから、前足部を支持するべき組織は破綻し、5本の中足骨は扇を広げたように開張し続けることになります。外反母趾の発生および母趾中足骨の内転が議論される、根本的な理屈がここにあります。

POINT!

足は、前足部、中足部、後足部の3部位に大きく分かれています。前足部には可動性が、後足部には支持性が要求され、中足部で前足部と後足部との調整を行なっています。

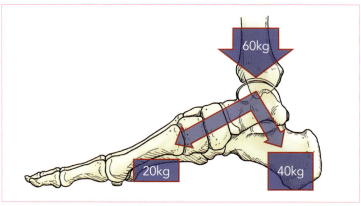

図3: 距骨に加わる体重の分散割合

(3) 距腿関節の機能

距腿関節は、立脚前半相に全体重が負荷される関節であり、その構造は、体重を支えるために特化した形を呈しています。図4を見てください。ここには、成人の足関節を、3D-CTで示しています。距腿関節をよく見ると、非常に特徴的な形態をしていることが分かります。距腿関節も一つの関節ですから、関節窩にあたる部分と関節頭にあたる部分が存在します。距腿関節における関節窩は、外果、天蓋（脛骨下端の関節面）、内果で構成される部分で、ほぞ穴構造を呈しています。このほぞ穴構造のことを「mortise（モーティス）」と呼びます。関節頭

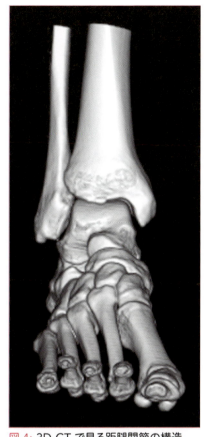

図4: 3D-CTで見る距腿関節の構造

は距骨であり、滑車と呼ばれる軟骨がほぞ穴に対して適合しています。このほぞ構造を「tenon（テノン）」と呼びます。距腿関節は全ての体重が負荷される部位ですから、極めて高い安定性が求められます。この、mortiseとtenonとの強固な適合により、側方不安定性を排除する反面、その可動性は背屈底屈だけに限定され、その範囲も、全体で60～80度程度に制限されています。人体の中の、典型的な蝶番関節といえます。

距腿関節は、背屈底屈運動のみに作用する蝶番関節で、内果と外果とを結んだ線が運動軸となります。次ページの図5には、距腿関節を後内側よりみたイラストに距腿関節軸を加えてあります。外果は内果に比べてより遠位かつ後方にありますから、距腿関節軸は床に対して平行とはならず、その運動軸は、内果から見て後方かつ下方へと向かっています。**この軸を中心として、距骨はmortiseに対して出入りしますから、背屈運動では距骨の外反運動が、底屈運動では距骨の内反運動が必然的に加わります。**

 POINT!

ほぞ穴構造持つ距腿関節の運動軸は内果と外果とを結んだ線であるため、足関節の背屈運動では距骨の外反運動により安定性が増しますが、底屈運動では距骨の内反運動により側方安定性が低下します。

腓骨の動き

足関節の底背屈運動に伴い、腓骨もそれに合わせて運動します。底屈位を開始肢位とすると、背屈に伴い、腓骨は外側に広がり、中枢方向に持ち上がります。また、回旋もするのですが、これに関しては内旋と記載されている書籍[50)〜55)]と外旋と記載されている書籍[43)56)〜59)]とが混在しています。

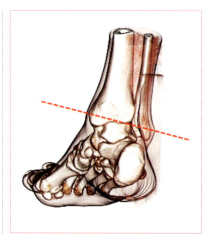
図5: 後内側より見た距腿関節軸

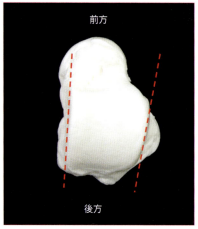
図6: 上方より見た距骨の形状

最後に、図6を見てください。この写真は、距骨を上方から見たものです。非常に独特な形をしていますが、距骨滑車の内側縁と外側縁の接線を引くと、外側で前方に向かって開いているのが観察できます。**つまり、距骨滑車は前方ほど幅が広く、後方ほど狭いということです。足関節背屈位では、距骨の前方部が mortise 内に収まることになりますから、距腿関節自体の隙間がなくなり、格段に安定します。一方、底屈位では、距骨の後方が適合しますので、距骨がぶれるスペースが生じることになり、側方安定性は低下します。この、距骨形態と mortise の適合は、足関節の靱帯損傷を考える際に大変重要な考え方ですから、確実に理解しておいてください。**

(4) 距腿関節の安定性は ankle ring で考える

距腿関節は、内果（脛骨）、外果（腓骨）、距骨により構成されています。距腿関節が安定するとは、これら3つの骨が適度な位置関係を保っていることを意味します。骨の位置関係を保持する組織は靱帯ですから、それぞれの骨同士をつなぐ靱帯をまず押さえておきます。

右ページの図7を見てください。**脛骨と腓骨は、「脛腓靱帯」によりつながれています。脛骨と距骨とは、「三角靱帯前脛距部」によりつながれています。腓骨と距骨とは、「前距腓靱帯」によりつながれています。このように、3つの骨が3つの靱帯により「輪（ring）」のように安定が図られるとする概念を、ankle ring と呼んでいます。**

安定したリング構造の1カ所が破綻した場合（前距腓靱帯が断裂した

POINT!
距腿関節を構成する脛骨・腓骨・距骨は、脛腓靱帯・三角靱帯前脛距部・前距腓靱帯に繋がり安定が図られています。

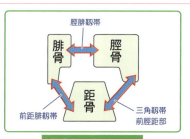
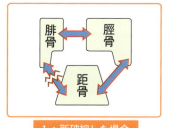
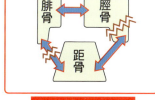

図7: ankle ring という概念

場合を想定）、距骨の外側を支持する連結はなくなりますが、内側は三角靱帯前脛距部によりつながれていますから、距骨の安定性は部分的に維持されます。しかしながら、2か所が破綻した場合（前距腓靱帯断裂と三角靱帯起始部が内果で裂離骨折した場合を想定）では、外側は前距腓靱帯による支持を失ってしまいます。内側は骨折により脛骨との連続が破断していますから、距骨を連結しておく組織が無くなります。その結果、距骨は極めて不安定な状態となりますから、このような場合には観血的治療が選択されることが多いとされています。このように、距腿関節をリングに例えて考えることにより、関節を構成する骨と靱帯との密接な関係が理解しやすくなります。

距骨接触面

距骨と脛骨は、関節軟骨を介して接触しています。Riede（1971）による、ankle ring が破綻し距骨が1mm 側方にズレると接触面積は50％以上減少するとの報告もあります。Ankle ring の重要性が理解できます。

(5) 距骨下関節の運動軸と運動

距骨下関節は、距骨と踵骨とにより構成される関節で、距踵関節とも呼ばれます。**距腿関節が足関節の背屈底屈に関与する関節であるのに対して、距骨下関節は後足部の回内（外返し）、回外（内返し）運動に関与します。不整地での歩行では、地面の傾斜に上手く対応するために、背屈底屈運動に加え、踵骨の回内・回外運動が極めて重要です。**

距骨下関節の運動を理解するためには、運動軸を規定する必要があります。次ページの図8 を見てください。距骨下関節の運動軸は、踵

POINT!

距腿関節は足関節の背屈・底屈に、距骨下関節は後足部の回内・回外運動に関与しています。

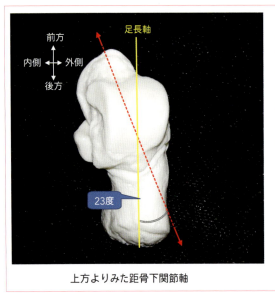

図8: 距骨下関節軸

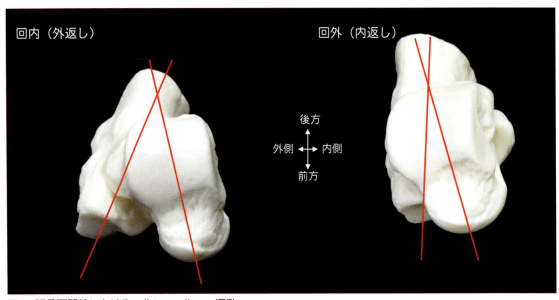

図9: 距骨下関節における roll-in・roll-out 運動

骨の後外側遠位から距骨頚を貫くように走行していますので、距骨下関節軸は、上方からみると足長軸に対して約23度前内側方向へ、外方からみると足底面に対して約41度前上方へと傾斜しています。距骨下関節の運動は、この軸を中心にして踵骨が回内・回外するわけです。

図9を見て下さい。距骨下関節軸に沿って踵骨を回内させると、距骨長軸に対し踵骨の長軸は外側方向へ広がり、互いの交角は拡大しま

す。この運動を、踵骨のroll-out運動と呼んでいます。逆に、踵骨を回外させると、距骨長軸に対し踵骨は内側方向へと向くため、互いの交角は減少します。この運動を、踵骨のroll-in運動と呼びます。距骨下関節の可動性や疼痛評価を行うときには、このような距骨下関節特有の運動を理解して、関節操作を行う必要があります。

2. 距腿関節の背屈可動域制限の解釈

(1) 後足部を構成する関節障害

　後足部を構成する足根骨は、距骨と踵骨です。距骨は脛骨と腓骨とともに距腿関節を構成し、踵骨は距骨とともに距骨下関節を構成しています。それぞれの運動に関しては、先に記した通り、距腿関節は底屈・背屈運動に、距骨下関節は踵骨の回内・回外運動に関与しています。関節の障害を簡単に言い換えれば、「動きの範囲が減少するか」、「動きの範囲が拡大するか」に集約されます。前者は可動域制限を意味しますし、後者は靱帯断裂や伸張（elongation）に起因する不安定性ということになります。靱帯機能に関連する不安定性については、次の安定化機構の項で詳しく説明しますので、ここでは、距腿関節、距骨下関節の可動域制限について簡単に触れてみたいと思います。

　距腿関節の可動域制限は、脛骨と腓骨で構成されるほぞ穴構造（mortise）内に、距骨が出入りすることの制限と考えられます。ですから、背屈制限であれば距骨の後方移動を制限する組織を抽出すること、底屈制限であれば、距骨の前方移動を制限する組織を抽出することが評価といえます。を距腿関節の可動域制限が及ぼす日常生活の障害は、背屈制限に伴う歩行障害やしゃがみ動作の障害、底屈制限に伴う正座動作の障害が挙げられます。それらの動作障害は、可動範囲が拡大すれば問題なく治りますので、距腿関節に対する運動療法の目的は、拘縮の改善と言って差し支えないように思います（次ページ図10上段）。

　では、距骨下関節の可動域制限はどうでしょうか？距骨下関節における踵骨の回内・回外運動のうち、回外運動の範囲は広いですから、距骨下関節で生じる可動域制限は回内制限、すなわち、内反拘縮になります。106ページの図3で解説した通り、体重の2/3の重さが距骨下関節に加わります。その負荷は、踵骨の内側を押し下げるように回内さ

足の運動を示す用語

足関節・足部の運動を表現する場合、用語として、背屈・底屈、外旋・内旋、外転・内転、外がえし・内がえし、回外・回内が用いられます。運動面は、矢状面・水平面・前額面・それら3つの複合運動の、3面4運動方向が規定されています。海外と日本でも表記が違うため注意が必要です。『日本足の外科学会用語委員会』が日本整形外科学会からの要請を受けて「足関節・足部・趾の運動に関する用語案」を作成しましたが、未だ統一には至っていないようです。

POINT!

距腿関節の可動域制限の評価は、背屈・底屈可動域の制限要因となっている組織を見つけることを意味します。

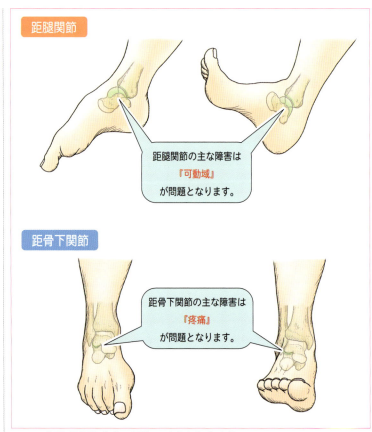

図10: 後足部を構成する関節の障害と臨床症状

せ、最終的に、三角靱帯とスプリング靱帯で支えます。この際に、回内可動域が不足していると、踵骨回外位で体重を支えることになりますので、距骨下関節には内反方向の不安定刺激が常に反復されます。人間の足は、内反方向への不安定刺激に非常に弱く、また、体重を支えるほど強力な制動力を持った組織は存在しません。したがって、腓骨筋障害由来の疼痛、骨間距踵靱帯由来の疼痛、アキレス腱由来の疼痛、また、外側荷重が増加することによるジョーンズ骨折（第5中足骨の疲労骨折）など、可動域制限が原因の疼痛が大きな問題となります。一度生じた内反拘縮の改善には難渋することが多く、また、元来ハイアーチの症例では、荷重に伴う踵骨の回外動揺性を有している場合が多いため、疼痛の改善がなかなか得られないのが現実です。つまり、距骨下関節に対する運動療法の目的は疼痛の改善が命題であり、これに対しては、インソールを含めた総合的な対策を講ずることが大切です（図10下段）。

(2) 距腿関節の背屈制限を「骨」から考える

距腿関節における背屈運動は、距骨がmortiseに対して後方へと移動することです。そのため、距腿関節の背屈制限は、距骨をとりまく軟部組織が原因となり、距骨の後方移動量が減少した状態とも定義できます。天蓋と距骨滑車関節面との関係から背屈運動を見てみると、底屈位とは、距骨滑車の後方半分が天蓋と対面した状態から、距骨滑車の前方半分が対面した状態になることです（図11）。ここで、108ページの図6に示した距骨滑車の形を、もう一度よく見た上で、背屈運動を考えてみましょう。距骨滑車の特徴として、背屈時における天蓋と対面する軟骨の幅は、底屈時おけるに天蓋と対面する軟骨の幅に比べて、より広いことが分かります。つまり、我々の背屈運動は、距骨滑車の幅の狭い部分が関節後方へと移動しながら、より幅広い部分をmortise内に受け入れさせる運動と言えるわけです。

では、距腿関節内は、底屈時と背屈時とではどのような違いがあるでしょうか。天蓋に対して距骨滑車が対面する位置が、背屈時では幅の広い前方部がmortise内に侵入するわけですから、距腿関節内も幅広い軟骨が入ってくると少々窮屈になるはずです。CTを用いたデータから、次ページの図12にイメージイラストを作ってみました。左は底屈時の状態、右が背屈時の状態です。両者を見比べると、距骨と内果・外果との間にある空きスペースが、底屈位で多いことが分かります。次ページの図13で示すような足関節脱臼骨折は関節内骨折ですから、骨折部から浸出する血腫や関節包靱帯損傷を修復するための肉芽組織の浸潤が距腿関節内の空きスペースに貯留した場合、関節内癒着とともに顕著な関節性拘縮の原因となります。このような骨折では、各種骨接

 POINT!

距腿関節の背屈可動域制限の評価は、距骨の後方移動を妨げる組織を見つけることを意味します。

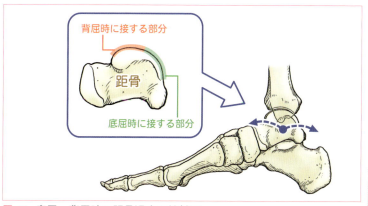

図11: 底屈・背屈時の距骨滑車の接触面

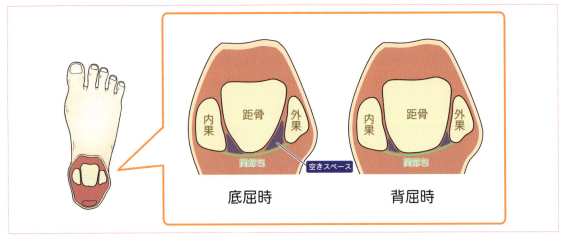

図12: 底屈・背屈時の距腿関節内の空きスペースの違い

mortise view

足関節のX線画像では、基準線（第2趾を通る線）がカセッテに対して垂直に撮影されたものを正面像としています。これに対し、基準線を15〜２度内旋させた肢位で撮影されたものをmortise view（距腿関節窩撮影）といいます。この撮影で得られる画像は、外果・天蓋・内果と距骨との間隙がほぼ等しい幅となって描出されます。この撮影肢位は、距骨の運動を改善する可動域訓練の場面でも参考になります[60]。

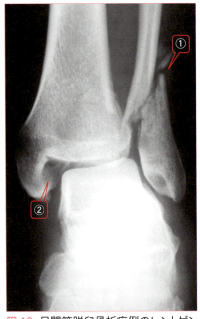

図13: 足関節脱臼骨折症例のレントゲン

合術が第一選択となりますが、手術後のギプス固定肢位に対する配慮が極めて大切です。手術の固定性が良好であれば、距腿関節内の空きスペースを少なくすると言う観点に立つと、固定肢位は中間位から軽度背屈位で行うことが望ましいと考えられます。また、手術後の可動改善のための運動療法は、距骨滑車の幅の狭い部分をどう引き出すかに集約されますから、患者の身体的負担も少ないものになります。

(3) 距腿関節の背屈制限を「筋肉」から考える

　もう一度、図13のX線画像を見てください。パッとみて、腓骨が骨折していることが分かります（①）。加えて、内果と距骨との間隙が開いていますので、両者をつなぐ靱帯（三角靱帯）の損傷が予想されます。また、このX線画像はある程度整復された状態の画像ですから、受傷した際には、距骨は外果をもっと押し出した状態で脱臼していたと考えられます。すなわち、距骨が外側に転位するくらいの力が足部に加わっ

た結果が「足関節脱臼骨折」という病態になります。

　整形外科的には、骨を繋がないといけません。また、無駄な機能障害を残さないようにするために手術を行い、骨折部を内固定した上で、早い時期に運動療法を開始するというのが定石です。その後の可動域訓練を担当するセラピストは、手術の情報とともに、可動域制限の原因となる組織について検討しておく必要があります。

　足関節の背屈制限がある場合に、「アキレス腱のストレッチング」という短絡的なプログラムを組んでいませんか。そのプログラムは、理論的に正しいのでしょうか。まず、根本的に、アキレス腱は緻密性結合組織の集合体ですから伸びません。アキレス腱が伸びるのではなく、アキレス腱に連結する腓腹筋とヒラメ筋の柔軟性が改善すると表現するのが正しいと思います。そこで、アキレス腱に沿って、その深部を超音波でのぞいた画像が図14です。アキレス腱から足関節に向かって配列している組織として、アキレス腱の深部にはKager's fat padを介して長母趾屈筋（FHL）が位置し、さらにその深部に、脛骨の後果、後方関節包、距骨が観察されます。**つまり、背屈運動に伴う距骨の後方移動を妨げる組織として、長母趾屈筋がピックアップされるわけです。**のここでは、背屈制限の主たる原因となる長母趾屈筋について検討したと思います。

　長母趾屈筋と距骨との解剖学的関係を、もう少し詳細に見てみましょう。次ページの図15を見てください。長母趾屈筋腱は、距骨の内側

POINT!
長母趾屈筋は、距骨の後方に位置し、距骨の後方移動による圧力を直接受ける組織です。

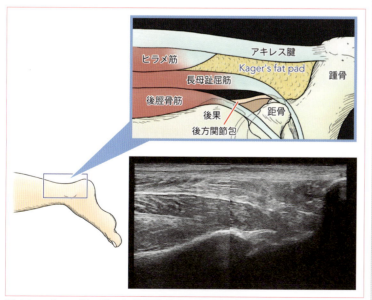

図14: アキレス腱に沿った足関節後方の組織構造

2. 距腿関節の背屈可動域制限の解釈　115

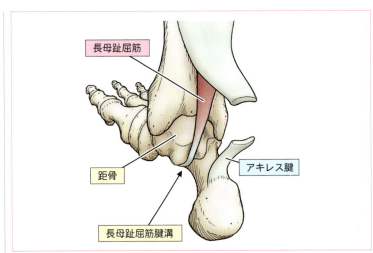

図 15: 長母趾屈筋と距骨との位置関係

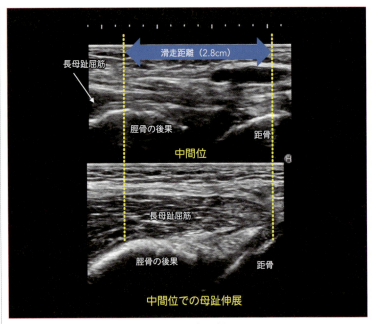

図 16: 母趾伸展に伴う長母趾屈筋の滑走距離

アキレス腱断裂

アキレス腱断裂に対する治療には、縫合術と保存療法とがあります。どちらも一長一短があるようですが、最終的な成績には大きな差はないようです。いずれにしても、早期運動療法の有効性が数多く呈示されてはいますが、腱が癒合する期間は今も昔も変わりません。局所安静と運動療法との兼ね合いをどう評価するかが大切です。

長母趾屈筋（FHL）のストレッチ

母趾を過伸展しながら、長母趾屈筋にストレッチを加えてみてください。この時、足部のアーチが必ず高くなることが分かります。これは、ウインドラス（windlass）機構が働くためです。アーチが高くなった分だけ足長が短くなりますから、長母趾屈筋に対する効果的なストレッチが加わっているとはいえません。長母趾屈筋をストレッチする時は、アーチの挙上を必ず調整しながら行うことが大切です。

結節と外側結節との間にある、長母趾屈筋腱溝を通過しています。この溝は距骨の真後ろにありますから、距骨の後方移動による関節側からの圧排刺激は、長母趾屈筋が直接受けることになります。

では、ここで、正常足における長母趾屈筋の遠位滑走について、超音波を用いて観察してみましょう。母趾を他動的に伸展すれば、長母趾屈筋腱は遠位へ引っ張り出されますから、腱が遠位へ移動した分は、筋腹が遠位へと引き出されることになります。図 16 を見てください。こ

こでは、足関節を中間位で母趾を他動伸展した際の、筋腹の移動距離を見ています。母趾を伸展する前には足関節の近位に位置する長母趾屈筋が、伸展により距骨の後方まで移動する様子が分かります。ここでの移動距離は約2.8cmですが、平均すると3cm前後の移動距離が存在しています。腱自体にはもともと伸張性はありませんから、背屈運動がもたらす距骨の長母趾屈筋腱への圧排刺激は、筋腹の遠位移動により緩衝されるわけです。そして、この、筋腹の遠位方向への移動性は、長母趾屈筋自体の柔軟性が担保されていることに加えて、脛骨と長母趾屈筋との癒着が存在しないことではじめて機能します。**足関節周辺外傷で発生する骨折部周辺と長母趾屈筋との癒着や、筋の線維化や攣縮に起因する伸張性の低下が存在する場合では、距骨の圧排刺激を緩衝できませんから、結果として背屈運動が制限されるわけです。**

POINT!
長母趾屈筋の伸張性低下や周辺組織との癒着は、足関節の背屈運動の制限因子となります。

(4) 長母趾屈筋の障害を大まかに評価する

長母趾屈筋と背屈制限とが密接に関連することが理解できたところで、長母趾屈筋の機能障害について、具体的に評価してみましょう。前項でも解説した通り、**ここで明らかにすべきことは、長母趾屈筋の伸張性が低下して「伸びないのか？」、それとも、骨を含めた周辺組織との癒着により「滑らないのか？」を、評価することです。「伸びない」のであれば、長母趾屈筋をストレッチすることになりますし、「滑らない」のであれば、癒着部位の剥離操作が必要になります。つまり、可動域制限の病態把握を適切に行えれば、運動療法の技術は必然的に決まるわけです。**

長母趾屈筋が「伸びないのか？」、「滑らないのか？」を鑑別するには、手の腱癒着の評価で利用した、動的腱固定効果（dynamic tenodesis effect）をそのまま利用します。足関節周辺外傷後の症例では、下腿の遠位を中心として障害のポイントになることが多いですから、まず、母趾の伸展可動域を、足関節底屈位と背屈位とで比較することから始めます。長母趾屈筋の障害が高度な場合は、次ページの図17に示すように、足関節を背屈位にすると、母趾とⅡ趾が勝手に屈曲してくるだけでなく、自動で伸ばすことができません。ここで足関節を底屈位にすると、母趾とⅡ趾は自動・他動ともに簡単に伸ばすことができるようになります。この現象は、長母趾屈筋が底背屈軸の後方を通過する筋肉であることさえ知っていれば、簡単に理解できます。背屈位にすることで長母趾屈

POINT!
適切な病態把握は、適切な運動療法につながります。「伸びない」場合は伸張性改善が、「滑らない」のであれば滑走性改善が必要です。

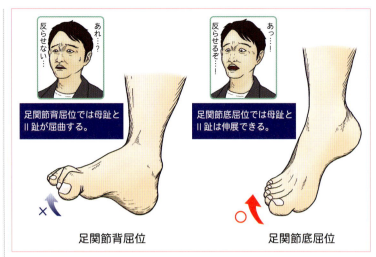

図17: 足関節背屈に伴う槌指変形に注意

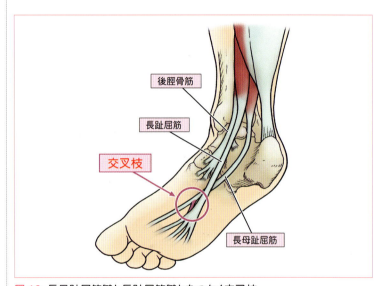

図18: 長母趾屈筋腱と長趾屈筋腱とをつなぐ交叉枝

筋の緊張は高まりますから母趾は伸びにくくなり、底屈することで長母趾屈筋が弛緩するために母趾が伸びるわけです。

　ここで、ちょっと立ち止まって考えてみましょう。何か不思議ではないですか。長母趾屈筋は母趾を屈曲する筋肉ですよね。長母趾屈筋に癒着などの問題が生じた場合、その運動障害は母趾に生じるはずです。しかしながら、長母趾屈筋に高度な癒着が生じた場合には、実際には、図17に示すように母趾だけでなくⅡ趾も屈曲してくることがほとんどです。私は、Ⅲ趾も屈曲してくる例も経験しています。この現象を理解するには、長母趾屈筋腱と長趾屈筋腱とをつなぐ、「交叉枝」の存在

を知っておく必要があります。左ページ図18を見てください。長母趾屈筋腱は、足底の中央あたりで長趾屈筋腱に向かって交叉枝を伸ばし、互いが連結しています。そして、ほとんどの人は、母趾とⅡ趾とがつながっています。これで、合点がいきましたか。足関節背屈に伴う長母趾屈筋の緊張の増加は、長母趾屈筋を近位へと引き込みますが、このとき、交叉枝の影響を受けたⅡ趾も併せて引っ張り、結果として母趾とⅡ趾が屈曲してしまうわけです。このような症例では、歩行動作で母趾、Ⅱ趾が勝手に曲がってしまいますから、趾の背側と靴とが接触し、皮膚障害や胼胝などの疼痛を訴えるようになります。

(5) 長母趾屈筋の障害を細かく評価する

　足関節外傷後に長母趾屈筋の障害が存在するか否かを大まかに捉えるには、足関節の背屈角度を変えて足趾の状態を観察することで分かります。ただ、このままでは、長母趾屈筋の病態が「滑らないのか？」、「伸びないのか？」を区別することはできません。

　まず、癒着の有無について評価しましょう。図19を見てください。癒着は、「組織間の滑走が起きない」という病態です。麻痺がない限り、筋肉は収縮して腱を引き込めますから、母趾を自動で屈曲できるか否かを確認します。そして、この評価を行う際には、足関節を背屈位で行わないことが大切です。なぜならば、長母趾屈筋の病態が癒着であっても短縮であっても、足関節背屈位において母趾は屈曲位で固定されますから、他動的に伸展できません。この現象を、長母趾屈筋により十

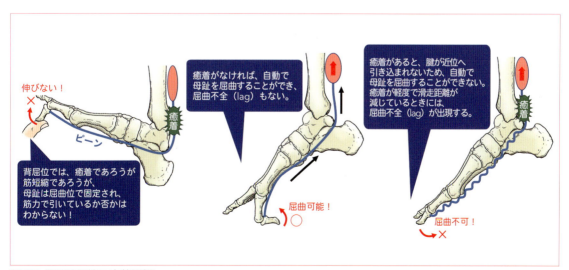

図19: 長母趾屈筋の癒着評価

POINT!
長母趾屈筋の癒着評価を行う時は、足関節を軽度底屈位とし、自動運動で屈曲運動が生じる可動性を担保しておくことが大切です。

分に引き付けていると評価すると、根本的に間違ってしまいます。このような間違いをしないために、足関節は軽度底屈位で評価を行い、自動運動で屈曲運動が生じる可動性を担保しておくことが大切です。**高度な癒着がある場合には、自動運動での母趾IP関節の屈曲は観察されません。また、腱の滑走距離が制限されている程度の軽度な癒着では、母趾IP関節の屈曲不全（flexion lag）が観察できます。自動で屈曲ができるということは近位への腱滑走があるわけですから、その病態は短縮ということになります。**

次に、長母趾屈筋の短縮度、すなわち、短縮の程度を評価してみます。その指標は、足関節の背屈可動域とします。まず、足関節を最大に底屈位とし、母趾を、MP、IPともに最終域まで伸展し徒手的に固定します。そのまま足関節を背屈し、その角度をもって短縮程度を評価します。ここで表示される背屈角度は、母趾を伸展位で固定することにより長母趾屈筋の腱が固定されますので、長母趾屈筋が遠位に伸張した分を反映することになります。もちろん、この角度は、左右差をもって確認することが大切なのは言うまでもありません（図20）。

長趾屈筋についても、同様な方法を用いれば評価は可能です。しかしながら、長趾屈筋の走行は距骨の運動を直接制限しませんから、長母趾屈筋に対する正しい評価と早期の対応が、臨床の中ではその後の予後を圧倒的に左右します。しっかりと理解しておいてください。

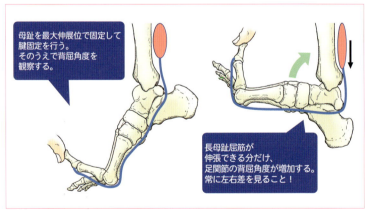

図20: 長母趾屈筋の短縮度評価

3. 足関節の安定化機構

(1) 外側側副靱帯の機能解剖

　足関節の安定性を司るのは、言うまでもなく靱帯です。腓骨の外果を中心に支持する靱帯は外側側副靱帯、脛骨内果を中心に支持する靱帯は内側側副靱帯と呼ばれています。内側側副靱帯は、内果を中心に三角形を呈していることから、三角靱帯とも呼ばれます。

　外側側副靱帯は3つの線維束に分類され、前方より、前距腓靱帯（anterior tibiofibular ligament: ATFL）、踵腓靱帯（calcaneofibular ligament: CFL）、後距腓靱帯（posterior talofibular ligament: PTFL）が存在します（図21・図22）。

　前距腓靱帯は、外果前方および距骨体部から頚部への移行部をつないでいます。足関節中間位（底背屈0度）で前方へとまっすぐ走行し、背屈により弛緩、底屈により緊張します。外側をつないでいますから、内反でも強く緊張します。通常の足関節捻挫は、底屈位で内反強制を

POINT!

足関節の安定性は、外側側副靱帯と内側側副靱帯とにより図られています。

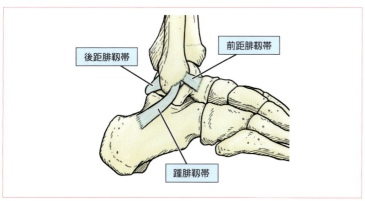

図21: 外側側副靱帯の解剖

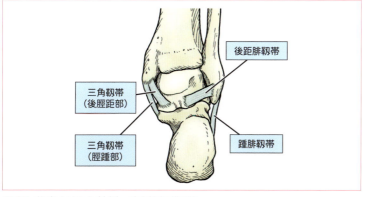

図22: 後方よりみた外側・内側側副靱帯

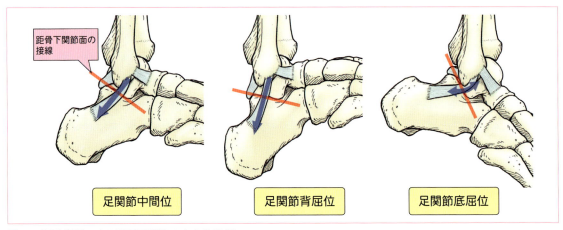

図 23: 踵腓靱帯による距骨下関節の安定化機構

二分靱帯

外側側副靱帯の中でもよく損傷するのが前距腓靱帯です。これは内反強制で発症しますが、時に二分靱帯損傷を合併する事があります。二分靱帯は踵骨と舟状骨・立方骨とを結ぶ二股に分かれる靱帯で、足根洞に位置します。内反捻挫の場合は二分靱帯損傷も確認するようにしましょう。

受けますから、この、前距腓靱帯が損傷することになります。

踵腓靱帯は、外果と踵骨外側面とをつなぐ靱帯で、基本的に、距骨下関節の過回外を制動しています。通常の捻挫は、前距腓靱帯が損傷することがほとんどですが、損傷程度が高度になると、踵腓靱帯損傷を合併することになります。踵腓靱帯は、足関節がどの肢位にあっても、一定の緊張を保ち、距骨下関節を安定化すると言われています。これを理解するには、踵腓靱帯の正確な起始部を確認することが必要です。図 23 を見てください。踵腓靱帯の起始は、腓骨の遠位ではなく、前方にあることが分かります。足関節中間位では、距骨下関節面に直交するように走行していますから、走行自体が距骨下関節を効果的に制動することが分かります。足関節背屈位になると、前方に起始する踵腓靱帯は緩みますが、その緩んだ分は、踵骨が遠位へ移動することにより相殺され、靱帯の緊張は維持されます。足関節底屈位では、2 点間の距離は短くなるため一見すると弛緩しそうですが、起始に近い線維は外果により巻き取られることになりますから、靱帯の緊張が維持されます。

後距腓靱帯は、外果の後方から距骨の外側結節をつないでいます。この靱帯は、足関節底屈位で弛緩し、背屈位で緊張しますので、背屈位で距骨の内反を制動することになります。しかしながら、足関節背屈位では、距骨が mortise にしっかりと適合していますから、後距腓靱帯が損傷することは極めてまれです。また、外果は内果より後方にありますから、後距腓靱帯の走行は、前方から後方へというよりも、外側から内側へ走行しているとイメージする方がよいでしょう(図 22)。すなわち、靱帯の走行から考えると、距骨の後方移動を制動していると考える方が

妥当かもしれません。

(2) 内側側副靱帯の機能解剖

内側側副靱帯は、内果を中心に三角形を呈していることから、三角靱帯とも呼ばれます。内側側副靱帯も、外側側副靱帯と同様に、3つの線維束に分類されます。

前方は、内果と舟状骨粗面とをつなぐ脛舟部が表層にあり、その深部に、脛骨と距骨を結ぶ前脛距部があります。これらの靱帯は、底屈で緊張が高まります。脛舟部は内果と舟状骨とを結んでいますので、理論的には、足関節底屈位でショパール関節の外転を制動することになります。前脛距部は、底屈位で距骨の外反を制動します。

中央には、内果と踵骨載距突起とをつなぐ、脛踵部があります。この靱帯は、内果と踵骨とを結んでおり、距骨下関節の過回内を制動しています。外傷等でこの靱帯が断裂すると、載距突起の下降を押さえることができず、足部のアーチは顕著に低下します（図24）。

後方には、内果と距骨の内側結節とをつなぐ、後脛距部があります。この靱帯は、背屈位で緊張し、距骨の外反を制動します。外側側副靱帯の所でも説明しましたが、足関節背屈位では、距骨がmortiseにしっかりと適合していますから、靱帯が切れるほどの外反は生じないのが普通です。臨床的には、後距腓靱帯と同様に、距骨の後方移動との関係を考慮したほうがいいでしょう（121ページ、図22）。

ここで、次ページの図25を見てください。このX線画像からは、内果に骨折があることが分かります。骨折線は、よく見てもらうと、横方向に伸びていることが分かります。このような骨折型は、骨突起に付着

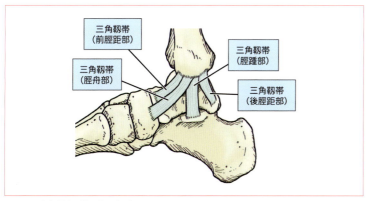

図24: 内側側副靱帯の解剖

Lauge-Hansen 分類

足関節果部骨折の分類で有名なものが Lauge-Hansen（ラウゲ-ハンセン）分類です。これには SER、PER、SA、PA の、4つがあります。S は supination（回外）、P は pronation（回内）、ER は距骨の外旋、S の時の A は距骨の adduction（内転）、P の時の A は abduction（外転）を表しています。それぞれに靱帯や骨の損傷の順番が決まっています。足関節果部骨折を整理する上で有用です。

 POINT!

骨突起に付着する軟部組織に牽引力が作用すると、裂離骨折を生じることがあります。

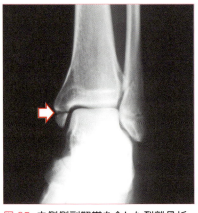

図 25: 内側側副靱帯を介した裂離骨折

する軟部組織に牽引力が作用した際に発生し、裂離骨折（avulsion fracture）と呼ばれます。内果には内側側副靱帯が付着しますから、この骨折は内側側副靱帯に加わった強い牽引力により生じた骨折と推察できます。**内側側副靱帯の破断強度は、外側側副靱帯に比べ格段に高いものがあります。したがって、内側側副靱帯断裂が生じるほどの負荷が加わった場合には、靱帯断裂ではなく、X線画像のような、内果の裂離骨折が生じることが多いのです。**

(3) 外側側副靱帯損傷に対する徒手検査法

外側側副靱帯損傷は、内返し強制により発生します。距腿関節は、背屈位では強力に安定していますが、外側側副靱帯損傷のほとんどは距骨が骨性に不安定な底屈位の際に内返しが加わることで起こるため、最初に断裂する靱帯は、前距腓靱帯ということになります。

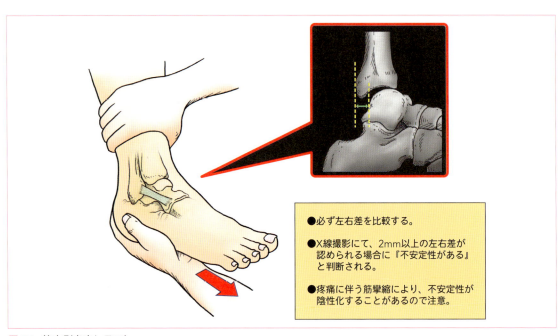

● 必ず左右差を比較する。

● X線撮影にて、2mm以上の左右差が認められる場合に『不安定性がある』と判断される。

● 疼痛に伴う筋攣縮により、不安定性が陰性化することがあるので注意。

図 26: 前方引き出しテスト

外側側副靱帯損傷を診るための徒手検査として、前方引き出しテストがあります。このテストは、前距腓靱帯損傷を評価するテストです。前距腓靱帯は、腓骨の前方から距骨頚部へ向かって真っすぐ走行していますから、距骨が前方へずれる動きを制動しています。具体的なテストの方法を説明します。左ページの図26を見てください。症例の足関節を軽度底屈位として、他方の手で患者の下腿遠位部を把持します。もう一方の手で踵部を把持し、足部全体を前方に向かって引き出します。前距腓靱帯が断裂していると、足部全体が前方へずれる不安定性を感じることができます。不安定性には個人差がありますから、左右差を必ず比較することが大切です。この、前方引き出しテストを用いた状態でそのままX線撮影を行うことを、前方引き出しストレスX線撮影といいます。左右差が2mm以上認められる場合に、不安定性があると判断されます。

　外側側副靱帯損傷を評価する、もう一つの徒手検査が、内返しテストです。このテストは、前距腓靱帯および踵腓靱帯の損傷を評価するテストです。症例の足関節を底屈位として、他方の手で患者の足部を内反方向へと強制します。損傷している靱帯が、前距腓靱帯だけなのか、踵腓靱帯を合併しているのかによって、不安定性の程度が異なります。通常は、内返しストレスX線撮影を行い、距骨傾斜角（talar tilt

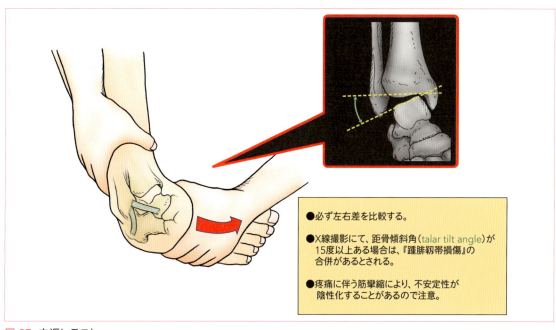

- 必ず左右差を比較する。
- X線撮影にて、距骨傾斜角（talar tilt angle）が15度以上ある場合は、『踵腓靱帯損傷』の合併があるとされる。
- 疼痛に伴う筋攣縮により、不安定性が陰性化することがあるので注意。

図27: 内返しテスト

エコー検査

最近では、超音波エコーを使用した前距腓靱帯損傷の動的評価が行われることが増えてきました。実際の検査では、踵をイスに乗せて固定し、プローブを靱帯の上に固定します。その後、検者は下腿を下方（後方）へ押すことで距骨の前方引き出しを誘発し、靱帯損傷を動的に評価しています。

angle）を評価します。この距骨傾斜角が15度以上ある場合には、前距腓靱帯に加えて踵腓靱帯損傷の合併があるとされています（前ページ図27）。前方引き出しテストと同様に、内返しテストにおいても、左右差を比較することが大切です。

2つのテストに共通することですが、急性の靱帯損傷は疼痛が非常に強いのが特徴です。疼痛に伴う筋攣縮により、不安定性が陰性化することもあるので、外果周辺の内出血や腫脹の程度も、しっかりと観察することが大切です。

4. 足部アーチと足関節・足部周辺疼痛の解釈

(1) 荷重に伴う足部の機能的変形

私たちの足部は、全体重が負荷される部位であり、荷重の有無によりそのアーチ構造は法則的に変化します。このアーチ変化を総称して、足部の機能的変形といいます。我々の足部アーチは、荷重により全体として低下し、免荷により復元することが知られています。このようなアー

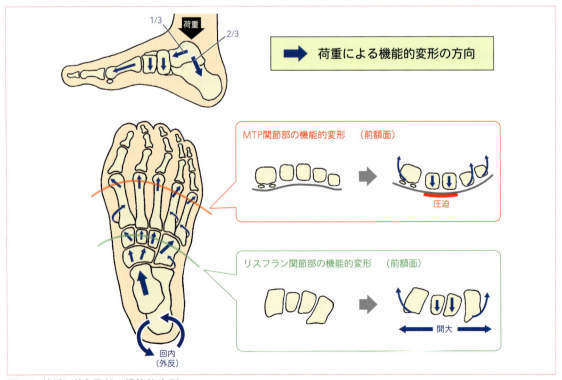

図28: 荷重に伴う足部の機能的変形

チの変化は、後足部、中足部、前足部が、互いに一定の法則性をもって、荷重を分散しています。距骨に加わった荷重が、どのように伝搬されていくのかについて十分に理解しておくことが、有痛性足部疾患を把握する上での重要な知識となります。

左ページの図28を見てください。距骨に負荷された体重は、踵骨を回内方向へ傾斜させます。これは、踵骨に対して距骨が、やや内側に位置しているためです。踵骨の回内運動は距骨下関節で行われますから、踵骨を回外しながら立方骨を回内させるとともに、遠位方向へと押し出す力を加えます。回内した立方骨は、リスフラン関節レベルの横アーチを外側方向へと低下させるとともに、立方骨と関節を形成している、第4および第5中足骨を回内させます。第4・第5中足骨の回内は、中足骨横アーチの外側部を持ち上げることになりますので、結果として、横アーチが低下していきます。このように、距骨に加わった荷重は踵骨の回内運動を通して、足部外側列の縦アーチと横アーチを低下させながら、荷重分散を行っているのです。

では、足部の内側列では、どのような動きが生じるのでしょうか？距骨に加わった荷重は、舟状骨に対して遠位下方への力を加えます。そのため、舟状骨は、低下しながら遠位方向へと押し出されることになります。舟状骨の遠位には、内側楔状骨、中間楔状骨、外側楔状骨が関節しています。中間および外側楔状骨は、舟状骨からの力を受けると、第2・第3中足骨を遠位へとそのまま押し出しますから、足長が長くなりながら、縦アーチが前方へと伸びていきます。内側楔状骨は、舟状骨から内側下方へと押されますので、回外しながら内方へ移動し、リスフラン関節レベルの横アーチは低下していきます。その後、母趾中足骨は、内転・回外しながら内側方向へと広がっていくことになり、中足骨横アーチが低下することになります。

体重負荷が解除されると、先の説明とは逆の動きを伴いながら、足部アーチは復元していきます。**荷重に伴う足部の機能的変形が、大きすぎる状態が扁平足、小さすぎる状態を凹足と考えると、分かりやすいと思います。**どちらにしても、適度な足部の機能的変形が維持されていれば障害は起こりにくいのですが、機能的変形が大きすぎればアーチ低下に付随したトラブルが生じ、小さい場合はいわゆるハイアーチに伴うトラブルが発生することになります。

アーチ構造

全体重を床で受け止め、支えるのは足部です。僅かな面積で全体重を支えるわけですから、かなりの力が数え切れない回数で何十年にも渡って加わります。しっかりと支えながらも、スポーツが出来るだけの強度と機能とを持ち合わせなくてはなりません。工学的にも優れているアーチ構造が備わっていることは実に理にかなっており、まさに神のなせる業ですね。

POINT!

足部は、荷重に伴い機能的変形するアーチ構造を呈しています。機能的変形が適切に維持されないと、足部に障害が発生します。

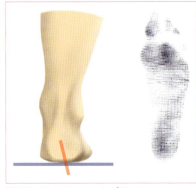

図 29: 後足部の安定性評価

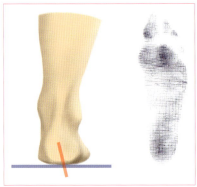

図 30: 回内足のフットプリント

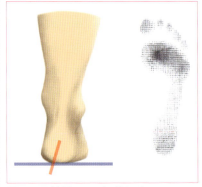

図 31: 回外足のフットプリント

(2) 後足部の安定性を評価する

後足部の安定性の評価とは、距骨下関節の安定性を評価することであると言って、過言ではありません。距腿関節は、果間関節窩（ankle mortise）内に距骨をはめ込んだ構造ですから、基本的に、安定性は骨性に担保されています。踵骨の回内、回外運動は、距骨下関節で生じます。荷重時に、機能的変形の枠を超えるような回内ならびに回外運動が生じた場合には、ショパール関節、リスフラン関節で生じるべき足部の機能的変形は、「機能的でない変形」となるわけです（図 29）。

踵骨は、床に対して内側に傾斜（回内位）していれば、荷重は、踵骨をより内側へ倒しこみます。このような足部は回内足と呼ばれ、中足部以遠の足部構成体は、足部アーチの低下へ向かってストレスを受け続けます。 したがって、回内足のフットプリントでは、図 30 に示すような、内側縦アーチが消失した、いわゆる扁平足となります。

逆に、**踵骨が床に対して外側に傾斜（回外位）していれば、荷重は、踵骨をより外側へ倒しこみます。このような足部は回外足と呼ばれ、中足部以遠の足部構成体は、足部アーチの挙上へ向かってストレスを受け続けます。** したがって、回外足のフットプリントは、図 31 に示すような、内側縦アーチが過度に切れ込んだ、いわゆる凹足様に描写されます。

フットプリント

フットプリントは足部障害を手軽に評価するツールとして利用されていますが、特に、扁平足の場合の評価には注意が必要です。陸上のトップ選手では、足部内在筋の肥大により内側部が床に接触してあたかも内側縦アーチが崩れているようなフットプリントになることがあります。どの評価機器もそうですが、1つの評価に頼らず広い視野で検討する姿勢が必要です。

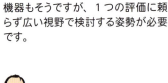

POINT!

踵骨が回内すると、足部は回内足となり、横アーチの開大・低下および内側縦アーチの低下が生じ、足長は長くなります。

(3) 後足部の不安定性と疾患との関係

　荷重に伴う、後足部の不安定性の方向によって出現する症状は、ある程度決まってきます。もちろん、**複雑な足部形態を持った症例の場合には注意深く思考する必要がありますが、回内足に付随する疾患、回外足に付随する疾患として、大まかに理解しておくといいでしょう。**

　回内足は、機能的変形の程度が、過度に沈みすぎる（扁平足方向への負荷）ために生じています。すなわち、後足部は過回内し、横アーチは開大しながら過度に低下し、内側縦アーチは低下し、足長は長くなっていきます。後脛骨筋は、これら足部アーチの低下に対するprimary stabilizer（主要な安定組織）ですから、過剰な遠心性収縮によるブレーキング作用が強要されます。その結果が、後脛骨筋腱炎、付着部障害である外脛骨障害、筋コンパートメント内圧上昇に伴うシンスプリントなどです。横アーチの低下は中足骨頭部痛や種子骨障害が、内側縦アーチの低下により足底腱膜炎が誘発される場合があります。また、後足部の過回内に対しては、アキレス腱の内側が制動に関わりますので、腱の内側に強い疼痛が生じることも多いです（図32）。

　回外足は、機能的変形が作用せず、いわゆるショック吸収能が低下した足を意味します。加えて、重心の通過位置は通常より外側に偏っており、いわゆる内返し強制を加えたまま荷重していると考えると、分かりやすいと思います。すなわち、後足部は過回外し、横アーチは挙上し、内側縦アー

POINT!

回内足・回外足の機能解剖と、図32および図33で示した回内足・回外足に多い疾患とを理解しておきましょう。

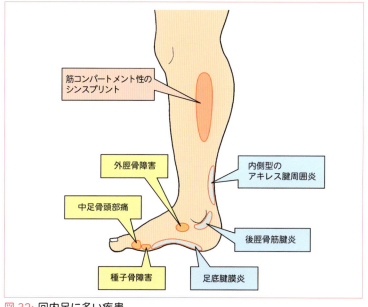

図32: 回内足に多い疾患

4. 足部アーチと足関節・足部周辺疼痛の解釈

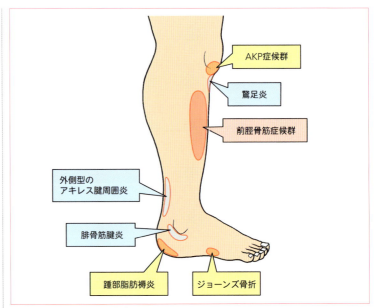

図 33: 回外足に多い疾患

チも挙上し、足部全体が内転します。荷重に伴うショックを機能的変形により吸収できませんから、踵の脂肪に強い負荷がかかり、脂肪区画が損傷する、踵部脂肪褥炎が起こりやすくなります。長・短腓骨筋は、踵骨回外不安定性に対する primary stabilizer（主要な安定組織）ですから、過剰な遠心性収縮を伴ったブレーキング作用が強要されます。その結果が、腓骨筋腱炎やその付着部障害です。また、足部回外位での荷重による床反力は、下腿を外旋強制させますので、膝前面痛症候群（AKPS）や鵞足炎、前脛骨筋の筋内圧上昇にともなう前脛骨筋症候群などを発症します。後足部の過回外に対しては、アキレス腱の外側が制動に関わりますので、腱の外側に強い疼痛が生じることも多くなります（図 33）。

このように、後足部の不安定性の方向と機能的変形メカニズムとを、リンクして考えることで症状の解釈ができ、治療の方向性が定まります。

(4) 後足部の回内不安定性と後脛骨筋腱炎

後足部の回内がアーチを低下させ、後脛骨筋への負荷が増大することは、先に説明しました。ここでは、後脛骨筋腱炎の発症メカニズムを、詳しく考えてみましょう。

右ページの図 34 を見てください。後脛骨筋腱は、内果のすぐ後方を通過し、舟状骨粗面に停止します。その後、足底へと回り込み、3 つの楔状骨や立方骨を底面より支えます。つまり、後足部回内に対する制動、

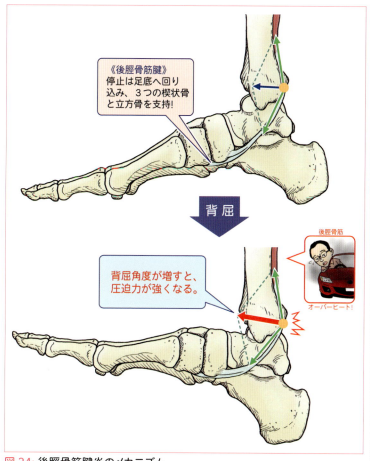

図 34: 後脛骨筋腱炎のメカニズム

舟状骨の低下に対する制動、中足部横アーチの低下および足部の外転に対する制動を行うわけですから、後脛骨筋は、当然オーバーヒートしてしまいます。加えて、その収縮形態は遠心性収縮が主体となりますから、腱自体に生じている張力は大変大きなものです。**後脛骨筋腱は、内果を滑車としてその走行が変化する構造（wrap around 構造）をとっていますので、その張力は、腱を内果に押し付ける圧迫力を発生させます。この圧迫力は、背屈角度が増すことで更に大きくなり、腱自体の炎症や損傷、腱鞘内炎症が誘発されることになります。**治療は、後足部の直立化補正と内側縦アーチを保持するインソールが、極めて有効です。

(5) 後足部の回外不安定性と腓骨筋腱炎

後足部の回外がアーチを挙上させ、長・短腓骨筋への負荷が増大することは、先に説明しました。ここでは、腓骨筋腱炎の発症メカニズムを、詳しく考えてみましょう。

POINT!

後足部の回内は後脛骨筋腱への負荷を大きくします。また、後脛骨筋腱への負荷は、足関節の背屈角度増加に伴い大きくなります。

図35を見てください。腓骨筋腱は外果のすぐ後方を通過し、長腓骨筋腱は足底へと回り、母趾中足骨底および内側楔状骨に停止し、短腓骨筋は第5中足骨粗面に停止します。その後、足底へと回り込み、3つの楔状骨や立方骨を底面より支えます。つまり、後足部回外に対する制動、立方骨過回外、足部の内転に対する制動を行うわけですから、長・短腓骨筋は、当然オーバーヒートしてしまいます。もちろん、収縮形態は、遠心性収縮が主体となりますから、その張力は大きなものとなります。**腓骨筋腱も、外果を滑車としたwrap around構造をとっていますので、その張力の合力は、腱を外果に押し付ける圧迫力とともに、場合によっては、腓骨筋腱脱臼を誘発します。この圧迫力や脱臼力は、背屈角度が増すことで更に大きくなり、腱自体の炎症や損傷、腱鞘内炎症が誘発されることになります。**治療は、後足部の直立化補正が極めて大切で、加えて、立方骨の回内誘導を目的としたインソールが有効です。

POINT!

後足部の回外は長・短腓骨筋腱への負荷を大きくします。また、長・短腓骨筋腱への負荷は、足関節の背屈角度増加に伴い大きくなります。

インソール

足部のダイナミックアライメントが崩れている場合にはインソールが有効です。インソールにも様々な種類が存在し、それぞれに考え方やアプローチの仕方などの違いがあります。方法論の違いはどうあれ、症例が訴える症状に対するインソールの目的が合致している必要があります。インソールはセラピストとしての有効な武器になりますが、万能ではありません。症状の発生理論をしっかりと理解し、対処できるようになりましょう。

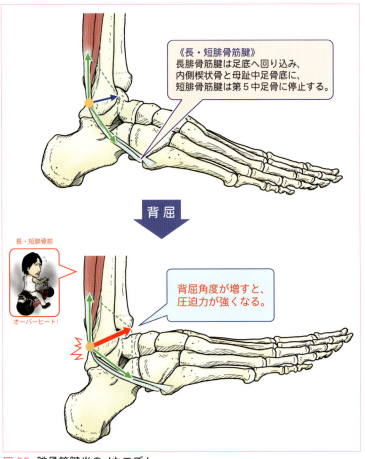

図35: 腓骨筋腱炎のメカニズム

参考文献・索引

参考文献

1) 林典雄：運動療法のための機能解剖学的触診技術 上肢；第2版．メジカルビュー社，東京，2010．
2) 林典雄：運動療法のための機能解剖学的触診技術 下肢・体幹；第2版．メジカルビュー社，東京，2011．
3) 林典雄：運動療法のための運動器超音波機能解剖 拘縮治療との接点．文光堂，東京，2015．
4) 皆川洋至：超音波でわかる運動器疾患 診断のテクニック．メジカルビュー社，東京，2010．
5) Clark JM, et al: Tendon, ligament, and capsule of the rotator cuff. J Bone Joint Surg Am 74: 713-725, 1992.
6) 望月智之ほか：棘下筋腱の肉眼解剖および組織学的研究 － delamination の発生部位の検討－．肩関節 32: 479-500, 2008.
7) 福吉正樹ほか：肩甲上腕関節の拘縮から見た肩関節インピンジメント症候群に対する運動療法 －その評価と治療のコツ－．臨スポーツ医 30: 467-472, 2013.
8) 林典雄：五十肩における疼痛の解釈と運動療法．関節外科 30: 1226-1232, 2011.
9) 帖佐悦男：一次性股関節症の病態と鑑別疾患．Hip joint 26: 133-136, 2000.
10) 八木茂典ほか：腱板機能からみた肩関節インピンジメント症候群に対する運動療法 －その評価と治療のコツ－．臨スポーツ医 30: 449-454, 2013
11) 越智隆弘 総編集：最新整形外科学大系 肩関節・肩甲帯．中山書店，東京，2006．
12) 山本宜幸ほか：外傷性肩関節前方不安定症のバイオメカニクス．関節外科 29: 10-15, 2010.
13) 林典雄：肩関節拘縮の機能解剖学的特性．理学療法 21: 357-365, 2004.
14) 杉本勝正：解剖学，組織学的所見による病態の推測．骨・関節・靱帯 6: 31-35, 1993.
15) 吉尾雅春：セラピストのための解剖学．根本から治療に携わるために必要な知識．Sportsmedicine 25 (2): 4-26, 2013.
16) Yoon Hyuk Kim, et al: Quantitative investigation of ligament strain during physical tests for sacroiliac joint pain using finite element analysis. Manual Therapy 30: 1-7, 2013.
17) 武田寧ら：スポーツ損傷としての肉離れの疫学調査 －スポーツ種目特性・年齢－．MB Orthop 23 (12): 1-10, 2010.
18) 黒住健人：整形外傷の合併症③ －コンパートメント症候群－．関節外科 35: 650-657, 2013.
19) Beaton, L.E., et al: The sciatic nerve and the piriformis muscle; their interrelation a possible cause of coccygodynia. J.B.J.S 20: 686-688, 1938.
20) 林典雄，浅野昭裕 責任編集：機能解剖学に基づく整形外科運動療法ナビゲーション 上肢・体幹；第2版．メジカルビュー社，東京，2008．
21) 林典雄，浅野昭裕 責任編集：機能解剖学に基づく整形外科運動療法ナビゲーション 下肢；第2版．メジカルビュー社，東京，2008．
22) 林典雄ほか：後方腱板（棘下筋・小円筋）と関節包との結合様式について．理学療法学 23: 522-527, 1997.
23) Manaster BJ, et al: Diagnostic and Surgical Imaging Anatomy –Musculoskeletal–. Amirsys Inc, Salt Lake City, 2006.

24) 林典雄：運動器超音波解剖の拘縮治療への展開．理学療法学 37: 645-649, 2010.

25) 伊藤恵康：肘関節外科の実際 私のアプローチ．南江堂，東京，2011.

26) 永井教生ほか：上腕骨小頭前面軟部組織の軟部組織のエコー動態からみた肘関節伸展制限因子の一考察．日整超研誌 22: 51-55, 2010.

27) 林典雄ほか：運動器超音波解剖よりみた拘縮治療へのヒント．運動・物理療法 23: 25-33, 2012.

28) 薄井正道：拘縮手のリハビリテーション．日手会誌 5: 1075-1086, 1989.

29) 林典雄：膝関節伸展機構の機能解剖と膝関節拘縮治療への展開．愛知県理学療法士会誌 16: 8-16, 2004.

30) Merican AM, et al: Anatomy of the lateral retinaculum of the knee. J Bone and Joint Surg Br. 90: 527-534, 2007.

31) 猪田茂雄ほか：膝蓋下脂肪体および膝蓋支帯の機能解剖と拘縮に対する評価と治療．整形リハ会誌 14: 52-55, 2011.

32) 岡田洋和ほか：足関節インピンジメントの画像診断．関節外科 29: 790-802, 2010.

33) 鳥巣岳彦 編集：膝と大腿部の痛み．南江堂，東京，1996.

34) Cohen MS, et al: Lateral epicondylitis: Anatomical relationships of the extensor tendon origin and implications for arthroscopic treatment. J Shoulder Elbow Surg 17: 954-960, 2008.

35) 赤羽根良和ほか：Osgood Schlatter 病に対する我々の治療成績について．東海スポーツ傷害研究会誌 22: 53-56, 2004.

36) Bennell K, et al: The nature of the anterior knee pain following injection of hypertonic saline into the infrapatellar fat pad. J Orthop Res 22: 116-121, 2004.

37) 中宿伸哉：足関節における関節可動域制限の考え方とその方法．Sportsmedicine 133: 32-39, 2011.

38) 川島帝都夫ほか：足の指の屈筋腱の構成．日本医誌 19: 2545-2556, 1960.

39) 伊達伸也ら：膝蓋骨の骨内圧に関する実験的研究．整形外科と災害外科 33 (4): 1186-1189, 1984.

40) Scott F Dye, et al: Conscious neurosensory mapping of the internal structures of the human knee without intraarticular anesthesia. The American Journal of Sports medicine 26: 773-777, 1998.

41) Jason L D, Christina J, et al: Evaluation and Treatment of Disorders of the Infrapatellar Fat Pad. Sports Med 42: 51-67, 2012.

42) AI Kapandji：カラー版 カパンジー機能解剖学 I 上肢；原著第 6 版．医歯薬出版，2006.

43) AI Kapandji：カラー版 カパンジー機能解剖学 II 下肢；原著第 6 版．医歯薬出版，2006.

44) Michael B, et al: Infrapatellar fat pad pressure and volume change of the anterior compartment during knee motion: possible clinical consequences to the anterior knee pain syndrome. Knee Surg Sports Traumatol Arthrosc 13: 135-141, 2005.

45) Kapandji AI: The physiology of the joints; vol. II Churchill Livingstone, Edinburgh London, 1970.

46) Tilmann B: Zur funktionellen Morphologie der Gelenkentwicklung. Orthop Prax 12: 691-697, 1974

47) Pinskerova, et al: Does the femur roll-back with flexion? J Bone Joint Surg 86-B: 925-931, 2004.

48) Vedi V, et al: Meniscal movement. JBJS 81B: 37-41, 1999.

49) Arnoczky, et al: Microvasculature of the human meniscus. Am J Sports Med, 10 (2): 0-95, 1982.

50) 入谷誠：入谷式足底板〜基礎編〜；初版．運動と医学の出版社，神奈川，2011．

51) Peggy A. Houglum：ブルンストローム臨床運動学；原著第 6 版．医歯薬出版株式会社，東京，2013．

52) 博田節夫：AKA 関節運動学的アプローチ博田法；第 2 版．医歯薬出版株式会社，東京，2007．

53) J. Castaing：図解 関節・運動器の機能解剖（下肢巻）．共同医書出版社，東京，1986．

54) 寺山和雄ら：標準整形外科学；第 3 版．医学書院，東京，1986．

55) 山口光圀ら：結果の出せる整形外科理学療法．メジカルビュー社，東京，2009．

56) 山崎敦ら：オーチスのキネシオロジー 身体運動の力学と病態力学；原著第 2 版．ラウンドフラット，東京，2012．

57) 髙倉義典ら：図説 足の臨床；改定 3 版．メジカルビュー社，東京，2010．

58) 山嵜勉：整形外科理学療法の理論と技術；初版．メジカルビュー社，東京，1997．

59) 市橋則明：身体運動学 −関節の制御機構と筋機能．メジカルビュー社，東京，2017．

60) 松本正知 著，林典雄 監修：骨折の機能解剖学的運動療法 −その基礎から臨床まで− 体幹・下肢．中外医学社，東京，2015．

参考文献・索引

索引 (あ〜こ)

■ あ

アキレス腱	112, 115
アキレス腱断裂	116
アキレス腱周囲炎	129, 130
亜脱臼障害	65, 66, 67
圧痛	2, 39, 41, 44, 46
圧迫処置	42, 64, 65
アプレイテスト	101, 102
アライメント	16, 34, 35, 85
安定	3, 9, 11, 88, 108, 124
安定性	9, 15, 26, 32, 34, 74, 77, 80, 82, 84, 86, 107, 108, 121, 128
アンハッピー・トライアド	82

■ い

一次性股関節症	16
インソール	112, 131, 132
インピンジメント	4, 5, 17, 69, 71

■ う

ウインドラス	116
内返し	109
内返し強制	124, 129
内返しテスト	125
運動器	3, 5, 58
運動器機能障害	2, 3
運動療法	2, 3

■ え

エンドポイント	80
円板状半月	96

■ お

凹足	127
横断裂	102
オスグット病	25
オフセット	32
オベールテスト	21, 23, 25

■ か

ガーディー (Gerdy) 結節	21, 93
外果	107, 108, 113, 114, 121, 132
回外	109, 111, 124, 128, 131
回外足	128, 129
外脛骨障害	129
外旋	21, 75, 77, 108, 111
外旋筋	21, 54, 56
回旋不安定性	67, 79, 80
外側楔状骨	104, 105, 127
外側広筋	23, 48, 50, 88
外側支持組織の過緊張・硬さ	88
外側膝蓋支帯	88
外側スラスト	62
外側側副靱帯	77, 78, 79, 80, 84, 97, 121, 122, 124
外側半月板	95, 96, 97, 98, 101
外転	21, 111, 124, 131
外転筋	32
外転拘縮	30, 31
回内	109, 111, 124, 128, 130, 131
開排運動	21, 40
外反強制	50, 81, 82
外反膝	60, 62
外反動揺性	62

外反不安定性	78
外反母趾	106
下肢アライメント異常	88
鵞足	90, 91
鵞足炎	90, 91, 94, 130
鵞足包	90
下腿の外捻	88, 89
滑液	63, 64
滑膜	63, 64, 68, 98
滑膜炎	37, 59, 63
下殿神経	51, 52, 53, 54, 56
カルカ・フェモラーレ	11
観血的治療	2, 109
関節液	64
関節固定術	4
関節唇損傷	37
関節穿刺	64
関節包	4, 10, 24, 43, 63, 100, 102
関節包靱帯	10, 44, 113
関節裂隙	59, 61, 63, 66, 74

■ き

機能解剖	3, 4, 20, 47, 56, 58, 95
ギビングウェイ	102
臼蓋	8, 9, 13, 15, 17, 24
臼蓋形成不全	13, 14, 15, 16
求心性	3, 4
急性破壊型股関節症	16
鏡視下手術	72
距骨	104, 105, 106, 107, 108, 109
	111, 113, 114, 115, 117
	122, 123, 124, 126, 127

距骨下関節	106, 109, 111, 112, 122, 127, 128
距骨滑車	108, 113, 114
距骨傾斜角	125, 126
距骨の外旋	124
距踵関節	106, 109
距腿関節	61, 106, 107, 108, 109, 111
	113, 114, 124, 128
距腿関節窩撮影	114
踵腓靱帯	121, 122, 125
筋コンパートメント内圧上昇	129
筋内圧	41, 42, 43, 44, 45, 46, 130
筋攣縮	40, 42, 43, 52, 54, 124, 125, 126

■ け

脛骨前顆間区	77
脛骨粗面	21, 23, 82, 86, 89, 90, 93
脛骨粗面の外方変位	88
楔状骨	104, 105, 106, 130, 132
頚体角	9, 21, 31, 32
脛腓靱帯	108
頚部骨折	37
ゲンスレンテスト	38, 39, 40

■ こ

硬化像	59
後距腓靱帯	121, 122
後脛骨筋腱炎	129, 130
交叉枝	118
後斜靱帯	100
後十字靱帯	74, 77, 79, 82, 83, 84, 97
拘縮	3, 4, 18, 21, 23, 25, 30
	43, 66, 69, 111, 113

索引 (こ〜そ)

後足部	105, 106, 111, 127, 128, 129, 130, 131
後大腿皮神経	55
後方押し込みテスト	82
絞扼性神経障害	47, 50
股関節	4, 8, 9, 10, 13, 14, 15, 16, 17, 18, 21, 25, 26, 27, 28, 29, 32, 36, 37, 89
股関節インピンジメント症候群	24
股関節外転筋	26, 29
股関節構成体	37, 38
股関節周辺骨折	18
股関節症	8, 37
股関節戦略	35
股関節複合体	17, 18
腰野分類	59
骨萎縮	12
骨棘	14, 59
骨粗鬆症	12, 13, 32
骨頭被覆度	14, 15
骨盤後傾位	15, 16, 22, 25
骨盤前傾位	15
骨盤中間位	15
骨梁	10, 12
転がり (rolling) 運動	73, 76
コンパートメント症候群	37, 42, 43

■ さ

サギング	83, 84
坐骨	9
坐骨神経障害	51, 52, 53
坐骨大腿靱帯	10

三角靱帯	121, 123
三角靱帯前脛距部	108
3軸性関節	8

■ し

趾骨	104, 105
支持基底面	30, 35
膝蓋下脂肪体	59, 67, 68, 70, 71, 72, 73, 89, 97, 98
膝蓋骨	23, 64, 69, 85, 86, 88, 89, 98
膝蓋骨高位	88
膝蓋骨上脂肪体	69
膝蓋骨脱臼	89
膝蓋上包	64, 65, 69, 70
膝蓋靱帯	23, 68, 69, 72, 73, 87, 97, 98, 99
膝蓋大腿関節	73, 86, 88
膝蓋大腿関節障害	35
膝蓋跳動	64, 65
膝窩筋	97, 99, 100
膝関節周辺軟部組織	59
膝関節水腫	63
膝前面痛症候群	88, 89, 90, 91, 92, 130
ジャークテスト	80, 82
主圧縮骨梁群	11, 12, 13
主引張骨梁群	11, 12, 13
種子骨障害	129
術後瘢痕	72
主要な安定組織	129, 130
上後腸骨棘	35
踵骨	104, 106, 109, 110, 111, 112, 127, 128
踵骨回外不安定性	130

踵接地	32, 33, 92, 93
上前腸骨棘	21, 35, 36
小殿筋	26, 56
小転子	11, 19, 21
上殿神経	52, 53, 56
踵殿部間距離	25
踵部脂肪褥炎	130
ジョーンズ骨折	112
ショパール関節	106, 123, 128
尻上がり現象	23, 25
侵害刺激	43, 44
伸筋コンパートメント	35
人工股関節置換術	18, 31, 32
人工膝関節置換術	59, 77
深膝蓋下滑液包	68
シンスプリント	129
伸張	4, 23, 31, 52, 54, 56, 67, 92, 111, 117

■ す

水平断裂	102
スクインティングパテラ	85, 86
スクリューホームムーブメント	4, 75, 77
スクワッティングテスト	94
スクワット	35, 94
ステッピング戦略	35
ストレスX線撮影	125
ストレステスト	38, 39, 40, 84
スパスム	43
スプリング靱帯	112
滑り（sliding）運動	73, 76, 95
スラスト現象	62

■ せ

生理的外反	60
脊髄反射	43
脊椎病変	37, 38, 40
前距腓靱帯	108, 121, 122, 124, 125, 126
前脛骨筋症候群	130
仙骨傾斜角	16
前十字靱帯	63, 69, 70, 74, 77, 79, 80, 82, 94
舟状骨	104, 105, 106, 122, 123, 127, 130
全身性弛緩症	88
仙腸関節障害	37, 38, 40
仙腸関節性腰痛	15
前捻角	9, 15, 21, 85
前方開角	9, 15
前方引き出しテスト	80, 81, 83, 125, 126

■ そ

装具療法	2
足関節	61, 104, 111, 113, 114, 119, 121, 126, 131, 132
足関節戦略	35
足関節捻挫	121
足尖離地	27
足底腱膜炎	129
足底接地	27, 92
足部アーチ	126
足部内在筋	128
側方安定性	26, 31, 61, 107, 108
鼡径靱帯	36, 44, 47, 48
鼡径部痛	38, 40

索引 (そ〜ひ)

足根骨 104, 105, 111
足根中央関節 106
外返し 109

■ た

第5中足骨粗面 132
第5中足骨の疲労骨折 112
大腿筋膜張筋 21, 23, 25, 42, 50, 92
大腿脛骨角 60, 61, 62
大腿脛骨関節 61, 72, 95
大腿骨外側顆の低形成 88
大腿骨外側顆 75, 78, 87, 93
大腿骨顆間窩 77
大腿骨頚部骨折術後 42
大腿骨前脂肪体 69
大腿骨頭 8, 9, 36, 61
大腿骨頚部骨折 11, 12, 13, 37
大腿四頭筋 25, 35, 43, 48, 69, 86, 99
大腿神経 44, 47, 48, 50, 68
大腿神経（外側広筋へ） 49
大腿神経（前皮枝） 49
大腿神経（中間広筋へ） 49
大腿神経（内側広筋へ） 49
大腿神経（伏在神経） 49
大腿神経障害 37, 47, 48, 50
大腿直筋 23, 24, 25, 37, 47, 48, 50, 86
大転子骨梁群 11, 12, 13
大腰筋 18, 19
胼胝 119
ダッシュボード損傷 83
多裂筋 34

■ ち

恥骨 9, 35, 36, 47
恥骨大腿靭帯 10
中間楔状骨 104, 127
注射療法（ブロック療法） 2
中足骨 104, 105, 106, 127
中足趾節間関節 105
中足骨頭部痛 129
中殿筋 11, 23, 26, 27, 28, 29, 30, 31, 32, 42, 52, 56
長・短腓骨筋 130, 131, 132
超音波 23, 42, 46, 48, 64, 65, 66, 88, 115, 116
超音波エコー 5, 126
腸脛靭帯 21, 23, 88, 92, 94
腸脛靭帯炎 92, 94, 95
腸骨 9
腸骨筋 18
腸骨大腿靭帯 10
長趾屈筋腱 118, 119
長母趾屈筋 115, 116, 117, 119, 120
長母趾屈筋腱 115, 116, 117, 118, 119
直頭 24

■ つ

椎間関節性腰痛 15

■ て

底屈 107, 109, 111, 113, 118, 121, 123
テーピング 66, 67, 90
テノン 107
デュシャンヌ歩行 29, 32

天蓋（脛骨下端の関節面）	107
転子部骨折	13, 32

■ と

疼痛増幅装置	70
疼痛誘発テスト	47, 66, 72, 94
動的腱固定効果	117
トーマステスト	19, 20
ドレッシング処置	64
トレンデレンブルグ徴候	27
トンビ座り	85, 89

■ な

内果	107, 108, 113, 114, 121, 122, 123, 124, 131
内旋	75, 76, 77, 85, 86, 89, 92, 108, 111
内旋 SLR テスト	54
内側楔状骨	104, 127, 132
内側広筋	23, 48, 50, 89
内側広筋の機能不全	88
内側膝蓋支帯	89
内側膝蓋大腿靱帯	88, 89
内側膝蓋大腿靱帯の弛緩・断裂	88
内側スラスト	62
内側側副靱帯	65, 66, 67, 77, 78, 79, 82, 84, 97, 100, 121, 123, 124
内側縦アーチ	128, 129, 131
内側半月板	65, 66, 67, 78, 82, 95, 96, 97, 98, 99, 100, 101, 102
内側半月板亜脱臼障害	66
内転	21, 27, 66, 91, 106, 111, 124, 127, 130, 132
内転筋	37, 43, 44
内反膝	60, 61, 65
内反動揺性	61, 62, 66
内反捻挫	122
内反不安定性	78
軟骨	9, 13, 29, 58, 59, 60, 61, 62, 64, 70, 74, 88, 95, 101, 107, 109, 113
軟骨下骨	59
軟骨損傷	4

■ に

二関節筋	23
二次性股関節症	13
二分靱帯	122

■ は

背屈	107, 108, 109, 111, 113, 114, 117, 119, 120, 121, 122, 123, 124, 131, 132
バケツ柄断裂	102
薄筋	90, 91, 92
パトリックテスト	38, 39, 40
反回頭	24
半月板	59, 70, 95, 97, 98, 99, 100, 101, 102
半腱様筋	90, 91
半膜様筋	99, 100
半膜様筋腱	90, 97, 99, 100

■ ひ

ヒアルロン酸	59, 64
腓骨筋腱炎	130, 131
腓骨筋腱脱臼	132
微小骨折	59

索引 (ひ〜F)

ピボットシフトテスト …………………………… 80, 81

■ ふ

不安定 …………………… 3, 4, 5, 88, 89, 109, 126
不安定性 …………… 3, 5, 16, 40, 42, 59, 74, 84
　　　　　　　　　　　86, 88, 89, 90, 107, 111
　　　　　　　　　　　124, 125, 126, 129, 130
副圧縮骨梁群 ………………………………… 11, 12, 13
副引張骨梁群 ………………………………… 11, 12, 13
伏在神経 ………………………………………………… 48
不幸の三徴候 ………………………………………… 82
ブックオープンストレス ……………………………… 38
フットプリント ……………………………………… 128
フライバーグテスト ……………………………… 54, 56
プローブ ……………………………………… 46, 65, 126
プローブコンプレッションテスト ……………………… 46

■ へ

閉鎖神経 ………………………………………………… 68
変形性股関節症 ……………… 8, 13, 14, 15, 16, 29, 37
変形性膝関節症 ……………… 58, 59, 60, 61, 62
　　　　　　　　　　　　　　63, 65, 67, 77, 78
片脚支持 ……………………………………… 26, 27, 28, 30
扁平足 …………………………………… 127, 128, 129

■ ほ

縫工筋 ………………………………………… 90, 91, 92
ほぞ穴構造 …………………………………… 107, 111
保存的治療 ………………………………………………… 2
北海道大学式分類 ……………………………………… 59
ホルムラッド法 ………………………………………… 63

■ ま

マックマレーテスト ……………………………… 101

■ み

ミクリッツ線 ……………………………………… 60, 61, 62

■ め

メカニカルストレス ……………………………………… 12

■ も

モーティス ……………………………………………… 107
モンローウォーク ………………………………………… 28

■ や

薬物療法 ………………………………………………… 2

■ ゆ

有痛性足部疾患 ……………………………………… 127
癒着 ………… 43, 47, 50, 72, 113, 117, 118, 119, 120

■ よ

腰椎前弯角度 …………………………………………… 15
腰椎椎間板ヘルニア …………………………………… 51

■ ら

ラウゲ-ハンセン ……………………………………… 124
ラックマンテスト ……………………………… 80, 81
ランナー膝 ……………………………………… 92, 93

■ り

理学所見 ………………………………………………… 3
梨状筋 ……………………………… 51, 52, 53, 54, 55, 56

梨状筋下孔 51, 52, 53, 54, 55
梨状筋上孔 51, 52, 53, 54, 55
梨状筋症候群 47, 51, 52, 54, 55, 56
リスフラン関節 105, 106, 127, 128
立方骨 104, 105, 106, 122, 127, 130, 132

■ る
涙痕下端 14

■ れ
裂離骨折 109, 124
レバーアーム 32

■ ろ
ローゼンバーグ法 63
ロールバック機構 4, 74
ロールフォワード機構 74
ロッキング 102
ロッキング運動 4

■ A
abduction 124
ACL 4, 63, 69, 70, 74, 79, 94
ACL 損傷 82
adduction 124
AKPS 88, 89, 90, 91, 94, 130
AKP 症候群 130
alignment 16
ankle strategy 35
anterior knee pain syndrome 88
anterior tibiofibular ligament 121
Apley test 101, 102

■ ASIS
ASIS 35
ATFL 121
avulsion fracture 124

■ B
book open stress 38

■ C
calcaneofibular ligament 121
Calcaneus 104
Calcar Femorale 11
CE 角 14, 16
CFL 121
Cuboid 105
Cuneiform 105

■ D
dashboard injury 83
direct head 24
dynamic tenodesis effect 117

■ E
elongation 111
endpoint 80
entrapment neuropathy 50
entrapment point 47
ER 124

■ F
FAI 24
femoro-tibial angle 60
femoroacetabular impingement 24

索引 (F〜W)

F
FHL ... 115, 116
Freiberg test ... 54
FTA ... 60, 61

G
Gaenslen test ... 38
Gerdy ... 21, 93
giving way ... 102
greater trochanter group ... 11, 12

H
HC ... 33
heel-buttock length ... 24, 25
hip strategy ... 35

I
iliotibial tract ... 94
infrapatellar fat pad ... 68
IP ... 120

J
Jason の誘発テスト ... 72, 73
Jerk test ... 80, 82

K
Kager's fat pad ... 115
Kellgren-Lawrence ... 59
knee-in・toe-out ... 88, 89, 90, 92
K-L（Kellgren-Lawrence）分類 ... 59
Knee-in アライメント ... 88, 89

L
Lachman test ... 80, 81
lateral thrust ... 62, 63
Lauge-Hansen ... 124
LCL ... 77, 79

M
MCL ... 77, 79
McMurray test ... 101
medial patellofemoral ligament ... 89
medial thrust ... 62, 63
Mikulicz line ... 61, 62
mortise ... 107, 108, 111, 113, 122, 123, 128
mortise view ... 114
MP ... 120
MPFL ... 89
MRI ... 41, 59, 69, 88, 96

N
Navicular ... 105

O
O 脚変形 ... 58

P
pain generator ... 70
Patrick test ... 38
PCL ... 74, 79, 83, 97
pivot shift test ... 80, 81
POL ... 100
posterior talofibular ligament ... 121
posterior oblique ligament ... 100

prefemoral fat pad	69
primary OA	16
primary stabilizer	129, 130
principal compressive group	11, 12
principal tensile group	11, 12
probe compression test	46
pronation	124
PSIS	35
PTFL	121

■ Q

Q angle	86
Q 角	86, 88, 89, 90

■ R

Red-Red zone	98
Red-White zone	98
reflected head	24
rocking movement	4
roll-back mechanism	74
roll-forward mechanism	74
rolling	73, 76, 77
R-R zone	98
R-W zone	98

■ S

sagging	83
screw home movement	4, 75
secondary compressive group	11, 12
secondary tensile group	11, 12
semimembranosus	90
Sharp 角	14, 16

SHM	4, 77
sliding	73, 76, 77, 95
SLR テスト	54
squatting test	94
squinting patella	85, 86
stepping strategy	35
stiffness	88
substance-P positive nerve	70
supination	124
suprapatellar fat pad	69

■ T

talar tilt	125
Talus	104
tenon	107
Thomas test	19
thrust phenomenon	62
TKA	77
TO	33
toe-out アライメント	82, 88, 89
Trendelenburg's sign	27

■ U

unhappy triad	82

■ W

Ward's triangle	11, 12
White-White zone	98
windlass	116
W-W zone	98

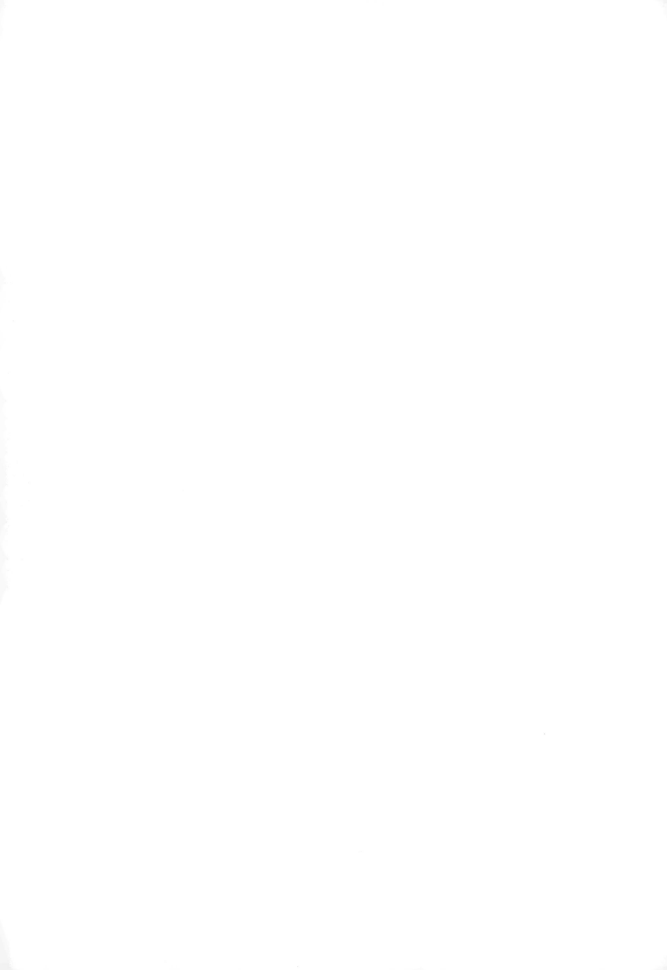

運動器疾患の機能解剖学に基づく評価と解釈　下肢編

2018 年 4 月　1 日	第 1 版第 1 刷発行
2019 年 4 月 15 日	第 1 版第 2 刷発行
2020 年 9 月 30 日	第 2 版第 1 刷発行
2023 年 5 月 15 日	第 2 版第 2 刷発行

- ■ 筆者　　　　林 典雄　　岸田敏嗣
- ■ イラスト　　村山泰規
- ■ 表紙デザイン　河村洋嗣（P; OST GRAFF）
- ■ 本文デザイン　S. Katsumata
- ■ DTP　　　　（株）Feeling Good
- ■ 編集　　　　S. Katsumata
- ■ 発行者　　　園部俊晴
- ■ 発行所　　　株式会社 運動と医学の出版社
  〒225-0011　神奈川県横浜市青葉区あざみ野
  　　　　　　1-7-1
  　　　　　　ゴールドワンあざみ野 2 階 B
  URL：https://motion-medical.co.jp
- ■ 印刷所　　　シナノ書籍印刷株式会社

ISBN978-4-904862-30-8

©motion-medical,2023.Printed in Japan

● 本書に掲載された著作物の複写、複製、転載、翻訳、データーベースへの取り込み及び送信（送信可能権含む）・上映・譲渡に関する許諾権は、（株）運動と医学の出版社が保有します。

● JCOPY　〈出版者著作権管理機構 委託出版物〉
本書の無断複製は著作権法上での例外を除き禁じられています。
複製される場合は、そのつど事前に、出版者著作権管理機構の許可を得てください。
（電話 03-5244-5088、FAX 03-5244-5089、e-mail：info@jcopy.or.jp）

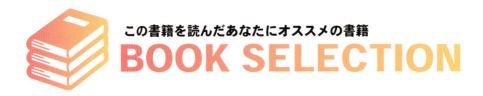

この書籍を読んだあなたにオススメの書籍
BOOK SELECTION

BOOK 01
▶姉妹本で発売中！斬新なイラスト・役立つツイートで機能解剖学を学ぶ！

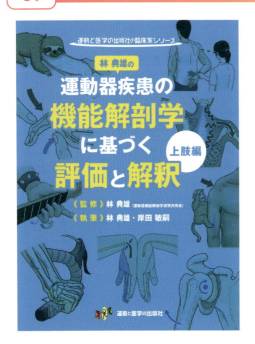

運動器疾患の機能解剖学に基づく評価と解釈　上肢編
監修：林 典雄　執筆：林 典雄・岸田 敏嗣

第1章　肩関節障害の評価とその解釈
第2章　肘関節障害の評価とその解釈
第3章　手関節障害の評価とその解釈
第4章　手指障害の評価とその解釈

「機能解剖学」と聞くと、重要なことは痛いほどわかっているけど難しくてどこから勉強していけば良いかわからない、というセラピストも多いと思います。本書最大の特徴は、日本屈指の理学療法士である林典雄先生の監修であり、難解な機能解剖学をとにかくわかりやすく理解するための臨床的な豆知識ツイートやユニークなイラストが多く掲載されていることにあります。本書を読み進めると、上肢の治療を求められた場面で、「どう治すか」の前に、「どこを治すか」をはっきりさせることができるようになること間違いなし。今こそ、上肢の機能解剖学に強いセラピストへの第一歩を！この一冊から踏み出しましょう！

BOOK 02
▶術前・術後の膝関節リハビリテーションを学びたい方にオススメ！

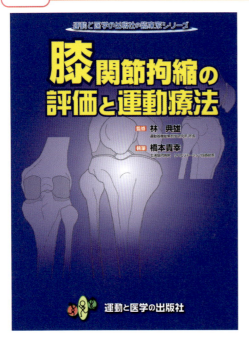

膝関節拘縮の評価と運動療法
監修：林 典雄　執筆：橋本 貴幸

第1章　関節拘縮の基礎知識
第2章　膝関節の機能解剖
第3章　腫脹・浮腫管理の重要性
第4章　膝関節屈曲制限の評価と治療
第5章　膝関節伸展制限の評価と治療
第6章　症例提示

大ヒット作「肩関節拘縮の評価と運動療法」「股関節拘縮の評価と運動療法」に続く、林典雄先生の「拘縮シリーズ」第3弾！
拘縮の治療概念は、全ての運動療法の基盤となります。本書では術前・術後における膝関節リハビリテーションの基礎と応用の全てが記されています。膝関節の屈曲・伸展制限の評価と治療だけでなく、腫脹・浮腫の管理について記されているため、術後のトータルマネジメントを学ぶ事ができます。また、豊富なイラストと写真でわかりやすく解説しています。膝関節の全てをこの一冊で学ぶことができます。

運動と医学の出版社の書籍は一流の臨床家が執筆しているので、臨床の現場で役立つ内容が沢山詰まっています。

\ご購入はこちら/

www.motion-medical.co.jp

BOOK 03
▶拘縮シリーズより、待望の足関節編が発売！

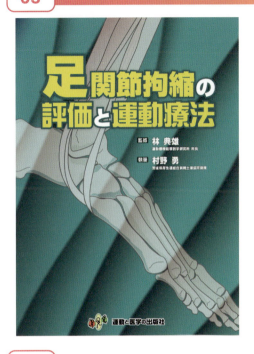

足関節拘縮の評価と運動療法
監修：林 典雄　執筆：村野 勇

第1章 関節拘縮の基礎知識

第2章 足関節の機能解剖

第3章 腫脹管理の重要性

第4章 足関節底屈可動域制限の評価と運動療法

第5章 足関節背屈可動域制限の評価と運動療法

第6章 症例提示

林典雄先生の「拘縮シリーズ」から待望の足関節編が発売！
本書最大の特徴は、超音波検査（エコー）から描出された画像が多く掲載され、そのうえで軟部組織の形態や位置関係が詳細に解説されていることです。病態がどのような状態で、徒手操作によってどのような効果が得られるか、これらを想像から可視化へと広げ、一気に治療成績をあげるチャンスが本書にはあります。
足関節外傷の基礎知識や機能解剖から応用的な評価と運動療法まで、足関節リハビリに関わるセラピストのためのバイブルが完成しました！

BOOK 04
▶電子書籍で気軽に運動器疾患リハを学ぶ

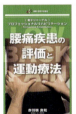 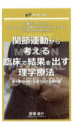 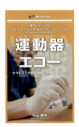
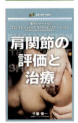 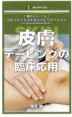 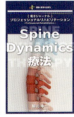

Kindleシリーズ

▶Amazon Kindle ストアにて販売中

- 腰痛疾患の評価と運動療法
  赤羽根 良和（著）
- 関節運動から考える臨床で結果を出す理学療法
  宮澤 俊介（著）
- 運動器エコー：セラピストが臨床現場で活用するために
  中山 昇平（著）
- 肩関節の評価と治療
  千葉 慎一（著）
- 皮膚テーピングの臨床応用
  福井 勉（著）
- Spine Dynamics 療法
  脇元 幸一（著）

運動と医学の出版社では実際に臨床で結果を出している臨床家が執筆した書籍の一部を Kindle ストアにて出版しています。タブレットを中心に様々な電子機器で気軽に一流の臨床知見を得ることができます。

運動と医学の出版社

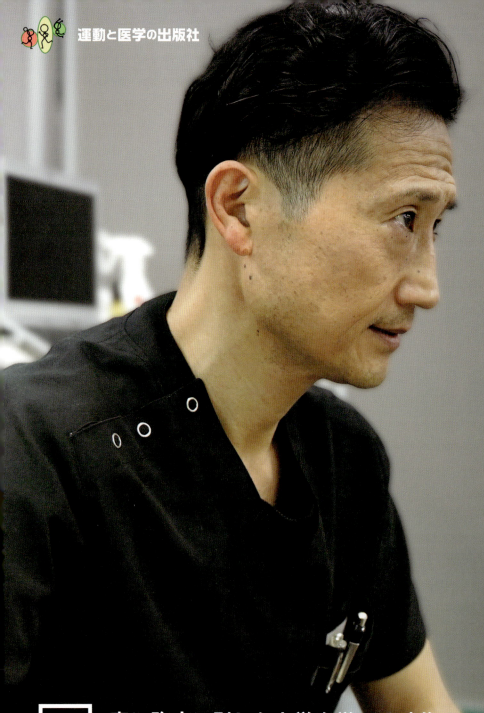

真に臨床に則した力学を学べる映像コンテンツ

園部俊晴の臨床

力学的推論シリーズ

治せるセラピストを目指す上で必須のスキルとは？

近年、様々な臨床知見を書籍・セミナーなどで得ることができるようになりました。特に、機能解剖学を中心に痛みを発している組織に対する知識・技術が広く普及するようになりました。

今やレベルの高い治療家を目指す上で必須のスキルとなっています。更に治せるセラピストを目指すために、何のスキルが必要でしょうか？

あなたは、臨床場面でこのような経験したことはありませんか？『治療後は、凄く楽になりました。』「でも…翌日には元に戻りました。」

なぜ痛みを発している組織に対してアプローチしているのに、戻ってしまうのでしょうか？それは、痛みの発している組織に対して、どのような「力学負荷」が加わって痛くなったという解釈が無いからです。つまり、治せるセラピストを目指す上で、『力学』は必要不可欠な要素なのです。

30年の臨床で培った究極の力学

私はあの伝説の理学療法士、入谷誠先生から力学の極意と無限の可能性を一番近くで学んできました。

その後、30年かけて結果の出せる『力学』アプローチを構築し、今では私の治療を受けに、数多くのプロスポーツ選手や患者が全国から集まるまでになりました。そんな私の臨床知見の一部は会員定額サービスのオリジナルコンテンツ『園部俊晴の臨床コース』や書籍『園部俊晴の臨床：膝関節』で解説しています。そしてこの度、より『力学』に特化したコンテンツを作成しました。

その名も『園部俊晴の臨床 - 力学的推論 -』シリーズ です。

力学を極める3つのシリーズ

このシリーズでは『ベーシック編』『アドバンス編』『実技編』の3つで構成されています。まずは全ての基礎となる全14回の映像コース『ベーシック編（無料）』を受講することをオススメします。

そこで力学の基盤を整えたら、段階的に『アドバンス編』、『実技編』を受講することで、レベルの高い力学アプローチを体得する事ができます。

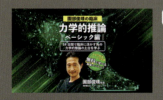 無料 初～中級者向け 映像コース

ベーシック編

力学的推論の基礎と応用を全14回の映像の中で、動作分析からアプローチへの的確なつなげ方や、組織学的推論との連携方法を体得することができます。

- 1日目：力学的推論とは
- 2日目：力学的推論の実例
- 3日目：動作分析を仮説検証に活かす為に忘れてはならないこと
- 4日目：臨床推論の重要なトレーニング
- 5日目：スタティックモーメントの基本となる考え方
- 6日目：身体におけるスタティックな関節モーメント
- 7日目：歩行の概要を理解しよう！
- 8日目：歩行時の各関節の動き（矢状面）
- 9日目：ダイナミックなモーメントと筋活動
- 10日目：関節モーメントと筋活動の原則的概念
- 11日目：体幹アライメントの原則
- 12日目：動作分析の大原則
- 13日目：倒立振り子と理学療法の展開
- 14日目：病態と力学の融合があなたの臨床を加速的に成長させる

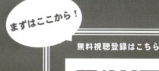 まずはここから！

 無料視聴登録はこちら

動きと痛みを変える
セラピストを本気で目指す

『"一流の臨床家"とは？』と問われたら、答えは至ってシンプルだ。

それは、"動きと痛みを変えられる"こと。

しかし、実際の臨床では自分の不甲斐なさを感じ、悩むことが多いはずだ。

数多くの一流臨床家の書籍を手掛けた運動と医学の出版社が監修するブランド、『UGOITA』には止まっていた、あなたの成長を動かすきっかけに溢れている。

"心がウゴイタ"
"未来がウゴイタ"
"人生がウゴイタ"

動き続けよう、進み続けよう、挑み続けよう。

あなたの成長に限界なんて無いんだ。

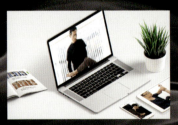

本気で変わりたい治療家の為のサブスク

UGOITA PLUS

"本気で変わりたい治療家の為のサブスク"をコンセプトとした、治療家（理学療法士や柔道整復師など）向けの為のサブスクリプションサービスです。入会することで、セミナー割引や『園部俊晴の臨床コース』を初めとした多種多様な特典を利用することができます。

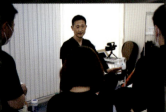

学ぶだけで終わらない、活かす為の学習体験を目指すセミナー

UGOITA SEMINAR

多くのプロスポーツ選手や著名人から信頼されている理学療法士、園部俊晴が認めた『本物の臨床家』だけに依頼したセミナーを定期開催しています。赤羽根良和先生や成田崇矢先生など、『結果を出し続けている』トップランナーに講演を依頼しているため、理論・学術だけに留まらない『臨床に即した』内容であることが特徴です。

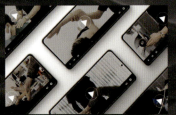

いつでもどこでも最高の臨床を学べる動画レンタルサービス

UGOITA MOVIE

『園部俊晴の力学的推論シリーズ』や『匠の技』など、オリジナル臨床コンテンツを初め、過去に開催された UGOITA セミナーの映像などをレンタル販売しています。スマートフォンでも視聴できるため、いつでもどこでも学習を効率的に行うことができます。

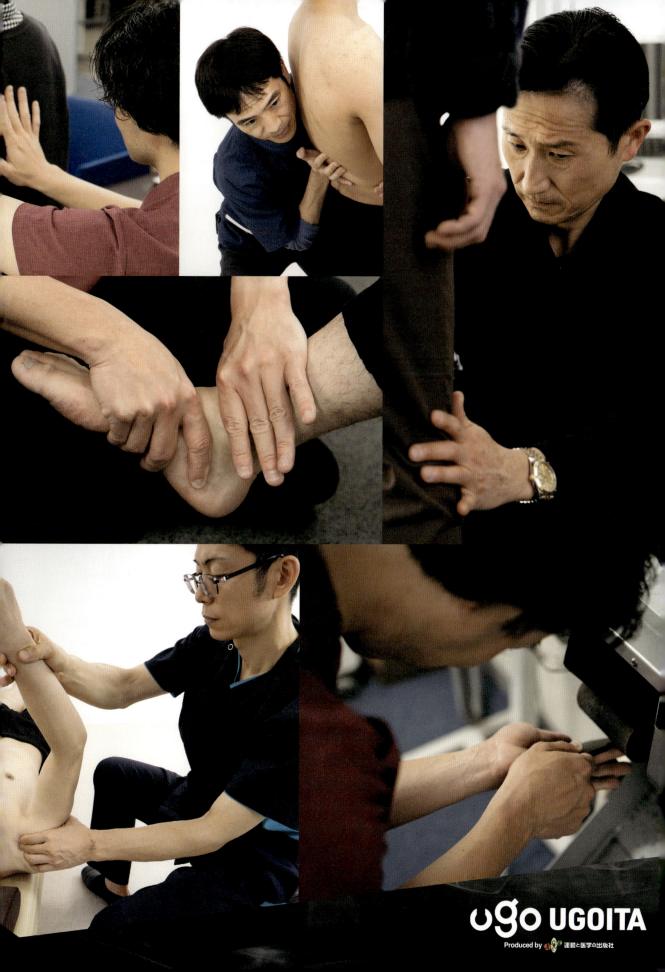

特別対談

病態と拘縮の重要性

理学療法士/運動器機能解剖学研究所
林 典雄 先生

理学療法士/コンディション・ラボ
園部 俊晴

＼『運動器疾患の機能解剖学に基づく評価と解釈』をお買い上げの皆様へ／

特典映像プレゼント

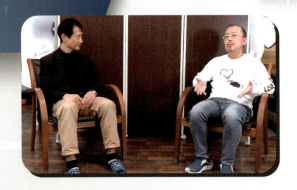
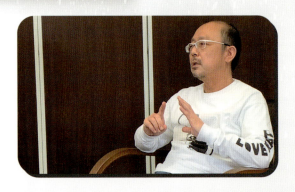

申し込み方法

左のQRコードを読み取り、必要事項をご記入いただくと特典をご利用いただけます。